大数据时代：
医院传染病监测预警技术与实践

主 编 马 慧 王立贵 朱 敏

科 学 出 版 社

北 京

内 容 简 介

本书以互联网3.0时代数据大爆发为大背景，从医院传染病监测与早期预警系统出发，揭示了医院开展传染病早期预警与实时监测的现实需求与未来趋势，对医疗大数据及传染病监测预警的相关概念进行了阐述，涉及传染病监测的关键技术，本领域前沿的成果、方法和系统，传统与新型医学数据处理与建模技术在医疗健康领域的应用实际。以国内外传染病监测和应对系统为切入点，介绍大数据技术在常见传染病监测系统上的应用实践与发展趋势。

本书可供临床医学、公共卫生及其他医学相关专业的本科生和研究生使用，亦可供其他专业的学生、科研工作者和数据科学从业者阅读参考。

图书在版编目（CIP）数据

大数据时代：医院传染病监测预警技术与实践/马慧，王立贵，朱敏主编.
-- 北京：科学出版社，2024.1
ISBN 978-7-03-076686-1

Ⅰ.①大…　Ⅱ.①马…②王…③朱…　Ⅲ.①传染病—卫生监测　Ⅳ.①R184

中国国家版本馆 CIP 数据核字（2023）第 194526 号

责任编辑：李　玫 / 责任校对：张　娟
责任印制：师艳茹 / 封面设计：龙　岩

科 学 出 版 社 出版
北京东黄城根北街 16 号
邮政编码：100717
http://www.sciencep.com

北京汇瑞嘉合文化发展有限公司印刷
科学出版社发行　各地新华书店经销

*

2024 年 1 月第 一 版　开本：787×1092　1/16
2024 年 1 月第一次印刷　印张：11
字数：250 000
定价：98.00 元

（如有印装质量问题，我社负责调换）

编著者名单

主　编　马　慧　王立贵　朱　敏
副主编　王海英　姚宏武　周　娜　李顺飞　肖红菊
编著者　（按姓氏笔画排序）

马　慧　中国人民解放军总医院
马正文　南方医科大学
马雨佳　中国人民解放军总医院
王立贵　中国人民解放军疾病预防控制中心
王海英　国防大学联合勤务学院
支　晨　中国人民解放军总医院
史　瑶　南方医科大学
朱　敏　中国人民解放军总医院第六医学中心
刘宇奇　中国人民解放军疾病预防控制中心
李顺飞　中国人民解放军总医院
李敏烨　南方医科大学
肖红菊　中国人民解放军总医院第一医学中心
肖芳林　南方医科大学
宋欣雨　中国人民解放军总医院
张　磊　华南理工大学
张忆汝　安徽医科大学
周　娜　中央军委后勤保障部军事医学交流合作中心
赵燕祥　南方医科大学
信英蓉　郑州大学
施华丽　南方医科大学
姚宏武　中国人民解放军总医院第一医学中心
姚奕婷　南方医科大学
谢　杏　华南理工大学
魏宏名　华南理工大学

前　言

进入 21 世纪后，互联网、5G 技术和大数据的飞跃发展，为现代医学带来了巨大的变革，推动了全球健康医疗工作模式的转变。医学技术信息化的飞速发展，使医疗平台每天都产生海量、复杂、多源的医学大数据，如何分析、利用并挖掘这类数据的特征信息，用于健康医疗的研究、决策和管理，是临床科研工作者、公共卫生技术人员和统计学专家共同面临的挑战。当面对新突发传染病的蔓延与传播时，大量与传染病相关的医疗信息、公共数据大爆发，可能导致大量医疗数据处于无序与混乱状态，从事相关工作的医疗工作者非常需要拥有有效的智能化数据处理技术与工具，以进一步提升大数据在传染病监测与早期预警的应用与扩展的能力。本书是作者长期从事大数据在医院呼吸道传染病的早期预警与监测研究，并就医疗大数据的理论基础、相关技术及具体应用等方面与传染病研究领域、统计学领域的专家学者共同探索、研究的成果。

本书以互联网 3.0 时代数据大爆发为大背景，从医院传染病监测与早期预警系统出发，揭示了在新时代、新技术、新模式驱动下医院开展传染病早期预警与实时监测的现实需求与未来趋势。本书内容兼顾技术理论与实践方法，对医疗大数据及传染病监测预警的相关概念进行了阐述，结合传染病监测的关键技术，同时跟进本领域前沿的成果、方法和系统，融入传统与新型医学数据处理与建模技术在医疗健康领域的应用实际。以国内外传染病监测和应对系统为切入点，从具体疾病出发，分别介绍大数据技术在常见传染病监测系统上的应用实践与发展趋势。

本书解读了大数据技术与传染病监测及早期预警的深入融合，围绕大数据处理、挖掘、建模和可视化技术在医疗领域的服务构架，系统阐述国内外传染病监测系统上的具体实现和最新成果。既站在理论高度进行了归纳总结，又具有充分的实践性，对大数据时代医院传染病监测与预警的数字化建设具有重要指导作用。

本书可作为医务人员进行健康医疗数据管理的参考资料，以熟悉处理医疗大数据的各类技术方法。也可为从事大数据、信息管理等专业人员提供技术指导，做好医院传染病的早期防控和救治。

本书的编写过程得到了解放军疾病预防控制中心宋宏彬研究员、中国人民解放军总医院第一医学中心刘运喜研究员、军事科学院军事医学研究院姜涛研究员和李靖研究员等专家的支持和悉心指导；感谢来自传染病预防与控制领域、医学大数据处理领域的专家学者对本书部分内容进行认真修改与完善；感谢参与本书资料收集、书稿校对与讨论的各位研究生。

马　慧　主任医师
中国人民解放军总医院

王立贵　副研究员
中国人民解放军疾病预防控制中心

朱　敏　副研究员
中国人民解放军总医院第六医学中心

2023 年 6 月

目　录

第一章
医疗大数据

第一节　医疗大数据的概念与特征

在过去的几年里，随着大数据时代的到来，医疗与信息技术的结合越来越紧密，信息系统使用范围不断扩大。其中，不断建设的各医疗卫生系统与医疗卫生行业信息化技术持续发展，如信息化电子病历的应用逐渐取代了工作人员手动录入的纸质病历，以电子数据的形式记录和保存患者的整个诊疗过程。2016 年 6 月，《国务院办公厅关于促进和规范健康医疗大数据应用发展的指导意见》中将医疗大数据发展纳入国家发展大数据战略范畴，进一步推进医疗大数据融合、深度挖掘与共享开放建设，全面规范医疗大数据在医药医疗、医保费用、公共卫生等方面的应用及安全保障。致力于开发大数据可以实现智慧医疗，即实现患者求医便利化、疾病诊断自动化和医疗保健信息化，医疗大数据将进入发展的新阶段。

一、大数据

"大数据"一词由英文单词"big data"翻译而来。随着人类与机器的沟通、交易、通信产生的数据日益增多，人类开始走进大数据时代。麦肯锡在全球研究所关于"大数据的创新、竞争和生产力的下一个前沿"的报告中对"大数据"的定义如下：大数据是指信息容量超出了传统数据库软件工具或技术方法捕捉、存储、管理与分析等能力的数据群。同时也强调了大数据"量"的大小存在差别，没有统一标准，并随着时间推移和科技进步，"量"会进一步增加。2013 年在北京香山饭店召开的香山科学会议，其主题为"数据科学与大数据的科学原理与发展前景"，各国专家与学者对于"大数据"这一概念给出了一个科学性描述，即来源多样性、类型多样化、量大而复杂、潜在价值高，但是无法在一定时间范围内使用常规工具进行处理和分析的数据集。大数据是数字化时代的新型战略资源，具有更强的决策力、洞察力和流程优化能力，是推进创新的重要因素，极大地改变了人类的生产和生活方式。至此，医疗和银行、电商等行业一起迈入了大数据时代。

二、医疗大数据

（一）概念

医疗大数据是在整个医疗行业运行过程中产生的与人类生命健康和医疗相关的一切海

量数据，比如临床医疗或健康监测方面，其贯穿于医疗事业的发展全过程，具有重要的医学价值。医疗大数据至少包括三层特点：数据规模大、产生速度快和数据多变。医疗大数据资源大量分布于不同的数据组中，错综复杂，并且与公众的疾病健康密切相关。由于医疗行业的特殊性，医疗大数据与公众的疾病健康密切相关，因此需要有比其他行业和领域更准确的分析结果，但是由于医疗大数据分布于不同的数据组中，数据类型复杂多样，除了规范诊断等结构化数据外，还包括大量非结构化数据，例如医嘱等非规范化文本数据、影像学检查等图像数据，因此难以实现数据的集成与交换。

（二）特性

随着医疗卫生信息化建设进程的加快，医疗大数据的类型和规模以前所未有的速度增长，通过大数据分析技术进行数据收集、管理和集成，以帮助医院做出更积极的业务决策。大规模的临床试验数据、生物医药数据、电子病历数据和个体健康信息数据汇集在一起，形成具有大数据特征的医疗大数据。从内容与数据来源看，医疗大数据具有海量性、多维性、不完整性、冗余性、时序性、复杂性及隐私性等特征。

1. 海量性　医疗大数据可能涉及一个国家的所有医院或所有人群太字节（Terabyte，TB）甚至拍字节（Petabyte，PB）的数据，或是一个地区的几家医院或部分健康人群数据，或是医院的所有临床数据。现实情况是，中等医院的医疗数据，包括图像数据，在从主图像中删除数据后，每年可以达到数百个 G 的数据量。例如，一个 CT 图像包含有约 150MB 大小的数据，标准病理学和基因组序列文件大小约为 750MB。

2. 多维性　在医院诊疗过程中会产生各种各样以患者为中心的数据类型，如患者主诉、过敏史、体检结果、化验单结果、心电图、B 超等影像学检查结果，以及用以科普／咨询动画与视频信息等数据，不同数据使用者所需要的数据信息不同，信息要求也不一样。这是医疗大数据区别于其他领域数据最显著的特征。

3. 不完整性　在就诊过程中，医疗数据的搜集与处理过程经常相互脱节，这使得医疗数据库不能完整记录疾病的全部信息。而大量医疗数据来源于医务人员的手工录入，有可能导致数据记录产生偏差或缺失，加上手动录入本身也具有不确定性，在病历和病案方面尤为突出。另外，医疗机构对于患者出院随访数据丢失等都会造成数据的不完整。

4. 冗余性　"信息孤岛"依然大量存在。医学数据数量庞大，每天都会产生大量就诊信息，其中可能会包含重复、无关紧要甚至是相互矛盾的记录。

5. 时序性　疾病早期的诊断，患者的初诊与复查，疾病的发病过程随着时间的推移而有所进展，医学检查的波形和图像都是时间的函数，这些数据在产生过程中都会具有一定的时序性。

6. 复杂性　在医学专业术语中，仅仅疾病名称这一项就有 3 万余种，除此之外，还有数以万计的手术诊断和药物名称，存在众多"一词多义"的现象。对于临床专业术语的使用没有统一界定，容易造成混乱。随着医疗的发展，专业术语不断更新，而各医疗机构使用的信息系统不同，患者疾病程度、医院诊疗水平与医疗数据的记录都存在一定程度的偏差，容易误导临床诊疗工作。

7. 隐私性　医疗数据记录了大量患者的隐私数据，还包括医院诊疗方法、临床疗效等，某些信息可能涉及商业机密，一旦泄露会造成严重后果。

第二节　医院医疗大数据来源、类型与特征描述

中国人口占世界总人口的 1/5，医疗机构数量逐年增加，截至 2019 年 12 月，全国医疗机构总数为 100.7 万个，其中医院 3.4 万家。每年产生大量医疗信息数据。目前全球已有数百个艾字节（Exabyte，EB）医疗卫生数据，其中临床电子病历就收集了大量的数据，而这些数据集会随着时间的推移，在各个医疗机构持续不断地生成。从快速识别和建立大规模研究队列到人工智能辅助临床决策支持系统，大数据正在改变医学领域的研究和实践。

一、医院医疗大数据来源

高通量组学数据、临床医学数据库及各类存储医学信息的生物学数据库是当前医疗大数据的主要来源。除此以外，医疗领域的数据来源还包括制药企业、健康管理和社交网络数据。

（一）高通量组学数据

包括生物学样本和多维分子图谱，包括表观遗传组、蛋白质组、代谢组、基因组、转录组的微生物群，单细胞测序技术还为我们提供了从新角度理解疾病异质性的数据支持。

（二）临床医学数据库

1. 电子病历　在疾病诊断和治疗期间产生的电子病历和电子健康记录是医疗大数据的最关键来源，包括各种结构化检测指标数据表、非结构化临床文本记录、医学影像及超声图像、视频信息等。

2. 重症监护医学信息数据库　在临床重症医学病房中，数字医疗设备、患者检查、医护操作等产生一系列的文本数据与图像数据。

这些医疗数据是最原始的临床记录，大多数以医学专业方式记录患者真实的医疗过程，无论是不完整数据还是错误数据，每个数据都具有重要的医学参考价值。

（三）生物学数据库

例如，知识检索数据库［如国家生物技术信息中心（National Center for Biotechnology Information，NCBI）］、组学信息数据库［Array Express、Gene Expression Omnibus（GEO）］、分子互作关系数据库（Human Protein Reference Database，HPRD）、通路数据库（Kyoto Encyclopedia of Genes and Genomes，KEGG）等，也是医疗大数据的重要组成部分，这些数据库在应用大数据研究疾病的发病机制方面具有重大意义。

二、医疗大数据类型与特征描述

国内有学者将医疗大数据分为 4 类：临床大数据、生物大数据、健康大数据和运营大数据。

（一）临床大数据

在规模和数据质量上最具竞争力，包括电子病历数据、医学影像数据和基因测序数据等。

1. 电子病历数据　以信息化为媒介，用电子化的方式保存和管理患者就医过程中产生的一系列医疗数据。电子病历可以同时满足多个医生在线查看和记录患者的病历，满足临床实践的需求。

2. 医学影像数据　包括计算机 X 线摄影（CR）、计算机断层扫描（CT）、正电子发射计算机断层显像（PET）、磁共振成像（MRI）、超声成像、心电图、脑电图、肌电图等，属于非结构化临床数据，数据库利用大数据处理技术自动按照病理分类，弥补了既往人工分类的局限。

3. 基因测序数据　生命科学领域中的生物芯片与 DNA 基因序列等研究过程一直在生成新的数据。先进的机器学习算法和系统可以处理数以千万的海量数据，包括电子病历、医疗记录、医学影像、人类 DNA 信息等，一旦我们更好地了解人类 DNA 信息，从中学习和识别疾病模式与规律，就会有机会进一步研究每个人的遗传信息，这将促使"个人基因时代"的到来，每个人将有机会利用前所未有的遗传信息来控制自己的健康和生命过程。应用程序中的机器学习和人工智能必须能够分析大量数据，以便为用户提供更好的建议，改善他们的个人习惯。

随着信息技术的发展，医院医学影像信息系统、临床信息系统、放射信息系统和实验室信息系统通过组织和整合门诊个人病历和住院病历，逐步实现医院医疗数据的整合，电子病历作为载体涵盖了医院治疗的整个过程。但是，现阶段医院医疗信息水平的差异，尚未形成统一的医院信息集成标准，医院的医疗数据既可以来自医院科室独立管理信息系统，也可以来自临床信息系统，还可以来自医院信息集成平台等。

（二）生物大数据

生物大数据是指生物医学实验室、临床和公共卫生领域的基因组学、转录组、实验胚胎学和代谢组学的研究数据，有助于人们理解疾病与遗传标记之间的因果关系。基于传统的"一刀切"转换而来的基因组学疗法已成为一种新兴治疗手段。在过去几年里，临床背景下的高通量分子管理和探索的发展，电子病历和健康数据的整合促进了个人健康预测的动态模型的发展，并有助于实现真正的个性化治疗和精准医疗进步。

（三）健康大数据

移动医疗卫生是数字医疗行业中一个快速发展的领域，使用移动技术如智能手机、平板电脑和便携式设备为医疗保健提供支持。由此产生了大量数据，如个人健康记录、社交媒体数据等。个人健康记录包括便携式或其他移动设备连续产生的数据，如用于监测血压和心率等生命体征的传感器、手环或其他便携式设备，能够检测到重要参数并在异常情况下预警。通过查看个人健康记录，可以了解个体使用移动设备进行自我管理的健康数据，帮助医务人员依据健康监测数据及时调整患者的诊疗方案，便于后续对其进行健康随访，及时识别患者潜在的健康风险。

（四）运营大数据

涉及各级医疗机构、社会保障中心、商业医疗保险机构、制药公司、药房和其他机构运营生成的数据，包括不同疾病的治疗费用和报销数据、成本核算数据、药品和医疗设备采购和管理数据、药物研发数据和药品销售数据等。大数据的合理应用能有效降低医疗费用，帮助医院改进运营和有效控制成本，并提供准确的保险定价。在管理决策方面，决策者可以从多个角度了解医疗机构的运作情况，为科学管理提供有力的支持。此外，根据医疗环境和医疗系统不同，医院的大数据可能会留在其他院外系统中，例如，在欧洲和美国相对完整的医疗健康保险体系中，申请报销医疗费用或医疗索赔的人，应向保险人出具包括疾病名称、检查处方、手术等就医数据，形成保险诊疗数据库。

与其他行业数据相比，医疗行业数据不仅与人们的健康和生活息息相关且具有复杂性，而且对需要研究和探索的未知事件也很重要。这些特点促使医疗行业需要大量的医学研究专家和统计学家来建立一系列的数据统计分析方法，开展各种医学研究。

第三节　医院医疗大数据的发展与应用现状

随着科技的不断进步，医疗数据的规模和质量都在不断提高。在医疗影像方面，人工智能和机器学习技术正在发挥越来越重要的作用。此外，大数据技术也为医院提供了更加全面和精准的数据分析和预测，这些技术正在逐渐改变着医疗行业的面貌，为患者提供更加精准和个性化的诊疗服务。基于各种机器学习算法将人工智能技术系统与临床医学研究相结合，利用现有数据全面描述疾病状态及发生发展过程，开发探索疾病预防的诊断与治疗，提高人们对病因的认识与诊断能力，以优化诊断和治疗。通过挖掘医疗大数据信息，提取最大的医学数据价值，寻求个性化的医疗服务，从而迈向更先进的电子健康时代。

一、医疗大数据的发展现状

临床数据的巨大价值，促使医疗机构对数据分析大量投资，为临床决策提供参考。随着现代信息技术的发展，越来越多的医疗数据被收集和存储下来，通过分析大量医疗数据可以快速识别与诊断特定或罕见病理病例。其次，在重症监护室，大数据的挖掘应用能够对患者采取及时有效的治疗。为了更好地利用这些数据，需要对其进行有效的处理和分析。

目前，医疗机构已经开始着手建立医疗数据采集系统，收集患者的病历、体检报告、医学影像等多方面的数据。这些数据将被存储在数据库中，以便后续的分析和应用。目前，常见的医疗大数据存储方式有传统的存储设备（如硬盘、磁盘阵列等）和云存储（如亚马逊云科技、微软等）。这些方式虽然可以保证数据的安全性和可靠性，但在使用过程中也存在一些问题。为了解决这些问题，需要采用新型的存储设备和技术，例如分布式数据库、云存储等。常见的大数据分析方式包括数据挖掘、机器学习、深度学习等，基于此，可以挖掘出大量有价值的信息和知识，从而帮助医生更好地进行疾病的诊断和治疗。

二、医疗大数据的应用现状

医院医疗大数据应用也是医疗领域中越来越受到关注的领域之一。在临床研究中，医疗机构可以通过医疗大数据来进行疾病诊断、治疗方案制订、疗效评估等方面的研究。在保险定价方面，医疗机构可以通过医疗大数据来评估风险，制订保险费率等方面的决策。总之，医疗大数据是当前医药领域中越来越重要的一部分。通过对其进行处理和分析，可以更好地了解疾病诊断、治疗方案制订、保险定价等方面的信息和知识，从而为患者提供更好的服务和支持。自 2014 年以来，随着医学领域大数据的增长，医疗大数据分析的应用逐渐增加了新研究领域。医院医疗大数据具有海量性、多维性、不完整性、复杂性等特点，如何从医疗机构产生的海量数据中提取有价值的信息，有效提高诊疗水平和降低诊疗成本，是当前医疗大数据发展面临的关键问题。而大数据技术在医疗领域的技术和商业方面具有非常重要的应用价值。技术方面：大数据技术可应用于非结构化数据分析和挖掘，以及对大量实时监测数据的分析，为医疗卫生管理系统和综合信息平台的建设提供技术支持。业务方面：大数据技术可以为临床医师提供决策和科学研究支持，为管理者提供管理决策、行业监督和绩效考核支持，为居民提供健康监测支持，为药品研发提供统计分析和医疗行为分析。

（一）医疗系统与信息平台建设

大数据技术可以通过建立海量医疗数据库，实现网络信息共享与数据实时监测等，为国家卫生综合管理信息平台、电子健康档案资源库与医院管理平台等提供基本数据源，并提供数据源的存储、更新、挖掘分析、管理等功能。通过建立这些系统和平台，医疗机构之间能够实现同级检查结果互认，节省医疗资源，减轻患者负担；患者可以实现网络预约、异地就诊、医疗保险信息即时结算。

急危重症患者在诊疗过程中需要医务人员密切监护，而每天产生的大量数据，亟须大数据的分析技术来提高工作效率与数据利用度，进而全方位辅助急危重症医务人员进行临床决策。如重症专科大数据平台系参考重症医学监护信息数据库（MIMIC-Ⅲ）进行设计构建而成，通过整合医院信息系统、电子病历系统、临床信息系统、检验信息系统、放射信息系统、手术麻醉临床信息系统等业务系统的数据，并对数据进行清洗而形成。该平台可以从各个业务系统中收集并整合与重症医学科相关的医疗数据，并将所有数据标准化。同时，重症大数据平台能够作为人工智能应用及临床辅助决策的基础，为检索与统计、质量控制及临床科研提供有力支持。

在大数据发展过程中，为解决结构化管理数据和系统隐私问题，医疗保健团队使用人工智能和大数据分析技术整合组织资源，以开发新的综合数据驱动与集成治理。密码系统的开发为数据集成管理系统提供数据安全性。

（二）人工智能（artificial intelligence，AI）

基于人工智能技术可以最大限度地利用医疗保健资源，并有利于遏制国际大流行风险。

1. 机器学习（machine learning，ML） 机器学习是人工智能的一个重要分支，主要包括监督学习和无监督学习，二者均是通过对现有的样本数据进行处理、学习和总结规律，继而将规律应用于未知数据中，得出推理结论。机器学习过程有两个阶段：第一阶段为学习阶段，根据给定的数据集来估计系统中未知的依赖关系；第二阶段是推理阶段，根据预期的依赖性估计系统输出。机器学习的目标是生成一个预测、分类、评估和其他类似任务的模型，以有效完成预测模型、疾病分类等医学难题。该技术在肿瘤分期、癌症检测、生存分析中得到了广泛应用。例如，基于机器学习，对癌症样本和癌旁样本的表达情况进行预后分析，可以预测癌症发生的易感性、复发性、生存期和生存结果。癌症易感性预测有助于揭示癌症的发生发展及恶化机制，帮助癌症患者选择恰当的治疗与预防方案；癌症复发性预测可以对癌症患者术后复发风险进行有效预测，得出癌症患者复发性的高低，为临床治疗提供参考；癌症生存期预测可以对癌症患者的生存风险进行有效预测，得出癌症患者生存风险的高低，为临床治疗提供参考。

2. 医学影像 借助机器学习构建识别、预测或诊断模型，可以在临床支持决策系统中提取和应用数据，有效提高医务人员的临床诊断能力，提高工作效率与工作质量。国外学者 Attia 等运用心电图的数据训练卷积神经网络模型，识别射血分数 ≤ 35% 的心室功能不全的患者，发现该模型在测试 52 870 例患者时的曲线下面积为 0.93、敏感度 86.3%、特异度 85.7%、准确度 85.7%。在未确诊为心室功能障碍的患者中，AI 检测阳性的患者未来发生心室功能障碍的风险是正常人的 4 倍。因此，将 AI 应用于心电图是一种低成本的测试，也是识别无症状左心室功能障碍的有力工具。

相比于传统的分析方法，"影像组学 + 机器学习"的方法具有学习历史数据的能力，可以减少主观因素的干扰，确保预测结果的客观性和可靠性。此外，可以处理各种医学成像，为患者提供早期诊断，防止疾病进一步发展。

3. 疾病与不良事件风险预测 针对疾病与不良事件风险预测可以采用机器学习算法，通过对大量患者的健康数据进行学习和训练，从而预测疾病和不良事件的发生概率。研究结果表明，使用该算法可以有效预测疾病和不良事件的发生概率，为医疗保健提供了有力的支持。为了更好地利用数据，通过整理患者的健康数据，如年龄、性别、职业、生活习惯等因素与疾病风险进行了相关性分析，并根据这些因素对疾病风险进行分类和排序。为了更好地预测疾病和不良事件的发生概率，通过开发模型，运用决策树、随机森林、支持向量机等算法，对患者的健康数据进行了训练和测试。基于此，可以对患者的疾病风险进行更加准确和全面的预测。

（三）精准医学

大数据通过记录患者就诊过程中的所有信息，在确定疾病预防的主要健康风险因素和制订更有效的医疗措施方面发挥了重要作用。通过数字化病历分析大量临床数据以预测患者病情、及时诊断和个性化治疗有利于发展精准医疗。合理使用大数据分析工具可以帮助确定高风险患者，提供适当的护理和治疗以改善临床结果。基于大数据的异质性、数量和速度有助于控制人口流动的方向和趋势，这对早期诊断和个性化医疗服务至关重要。

1. 精准诊断　通过整合医院信息系统（HIS）、实验室信息管理系统（LIS）、医学影像存档与通信系统（PACS）、放射信息管理系统（RIS）等各系统中患者的临床诊疗信息，采集患者生物样本信息、组学信息与分子层面的信息，利用大数据的生物信息学分析工具，分析整理所有患者信息并进行可视化展示，形成精准的临床诊断报告，辅助临床医师预测患者疾病发生、发展与临床结局。

2. 精准治疗　基于疾病的准确分类和诊断，结合个体临床诊疗结果、实验室检查结果、基因组学等资料，通过大数据技术分析得出针对个体具体情况的最佳诊疗方案。通过对患者生物样本、临床诊断和治疗的深入研究，结合精准医学项目知识库和专业知识图谱，明确病因和治疗靶点。针对高血压、卒中、心肌梗死、肺癌和其他慢性病患者的多源信息进行清洗和融合，利用大数据分析、聚类分析和生物信息技术进行病变靶点、生物标志物和敏感生物生化反应指数等指标的分析、鉴定、验证和应用，便于后续为患者提供最佳个性化治疗方案，包括数据分析和可视化、个性化用药等。

3. 精准用药　以往的临床用药是根据症状和体征、生化和生理检查及影像学数据治疗具有相同或相似临床症状的患者。然而，现实情况是，药物敏感性和药物对人体的影响与个体基因、遗传和生活环境密切相关，不同的患者对同一种药物敏感性不一样。精准用药是运用大数据技术分析患者临床诊疗、基因及个人生物样本等信息，集成最佳用药方案，为患者提供最适合自身情况的用药指导。基于对医疗大数据分析可明确不同患者对不同药物的敏感性差异和作用靶点，探明用药过程中可能出现的疗效、机体反应、毒副作用等，从而达到最正确时间节点、最佳用药剂量、最小不良反应的精准用药目标。

4. 精准健康管理　根据个人遗传背景进行精确的健康管理，结合个人健康、疾病、习惯和环境信息，通过大数据集成、处理和分析进行全面和持续的监测和评估，提供有关健康、生活方式和行为指导、风险因素识别和干预、医疗保健和个性化康复等个性化健康管理。医疗卫生数据的持续积累，特别是组学数据的标准化积累和创新应用，为构建多源大健康数据的预防、护理、康复、医疗等准确的健康管理体系提供了信息基础和技术支持。而国外的精准医疗与国家的需求相关，低收入发展中国家重视传染病监测，发达国家的公共医疗系统大多数精准聚焦个性化的疾病管理，欧美国家精准化健康体系致力于将人工智能与生物医学相结合，探索特殊基因或蛋白质与人类疾病之间的关系。

（四）新药研发

医学领域的大数据分析可以帮助开发创新药物和新疗法。基于实时数据、历史数据和预测指标等数据的可视化技术，医学专家可以分析和确定新疗法或新药物潜在的优势和劣势。此外，通过基于数据的遗传信息分析和患者反应预测分析，大数据可以在开发创新新药和前瞻性疗法方面发挥关键作用。

（五）防止人为错误

大数据分析技术通过分析患者数据帮助临床医务工作者减少诊断和治疗错误。与此相比，有效使用大数据软件可以记录和分析患者的过敏史与现有的治疗药物，以提高转诊医师治疗的准确性。医疗保险欺诈发生在世界各国，在 2022 年，仅由美国医疗保险欺诈造成的经济损失可能达到 30 亿美元。为了避免这种情况，工作人员或机构可以使用大数据分析技术分析大量处方，并在错误发生前预测医务人员可能出现的人为错误。

（六）管理和跟踪流行病

大数据分析通过先进的数据管理在应对 COVID-19 流行病方面发挥了重要作用。临床医师可以实时跟踪疾病传播，以分析不同条件下病原体的变化及其对全球不同经济体的影响。例如：利用国家科学基金会资助的大数据分析构建 COVID-19 传播模型项目，通过分析来自不同来源的患者医疗记录和个人行为的大量数据来明确 COVID-19 的传播链，以阻止流行病的传播。

三、医疗大数据应用存在问题及对策

（一）存在问题

1.数据质量不高 我国医院医疗大数据存在数据不连续、不精准和质量不高现象。首先，大数据的使用需要挖掘、清洗及整合历史数据，由于不同的信息水平或手动记录的主观随机性，每个医院的历史数据可能存在缺失或偏倚。其次，医院的诊疗数据分为结构化数据和非结构化数据，主要是非结构化数据（如 CT、MRI，住院记录，病程记录等），不同数据之间缺乏统一标准导致数据集成困难。最后，因无法保证数据采集途径，导致无法保证医疗大数据的真实性和实用性。

2.数据利用不足 首先，目前国内各级各类医疗机构的医院信息系统不一，导致不同医院信息系统平台无法顺利对接，形成"数据孤岛"，整合难度大，无法有效利用。其次，缺少专业人才梯队与复合型人才，大数据平台建设对专业技术人员的要求很高，并非简单的计算机开发人员可以承担的。医疗大数据作为交叉学科的产物，推动其发展需要大量临床医学、管理、统计分析等相关领域的复合型人才。目前国内临床医学专业人才、管理人才与计算机技术人才都是单独培养，彼此间存在知识壁垒。另外，医疗大数据中蕴含的信息需要专业人员的数据挖掘知识与临床实践相结合，医务人员在缺乏有效指导下，会导致医疗大数据信息有效利用率降低，数据挖掘领域进展缓慢。

3. 数据泄露危机　医院医疗大数据包含患者大量高度敏感的健康数据，如个人基本信息、检查结果、诊疗方案等重要信息，如果医院对患者的隐私保护意识薄弱、数据安全保护工作不到位，患者信息就有被泄露的风险，甚至被不法分子利用，对患者的人身安全、私有财产等造成严重困扰。另有调查结果显示，医疗行业相关机构对网络安全的关注相对较少，在保护网络安全、紧急培训和风险评估方面投入不足，医疗数据可能遭受网络攻击、被盗甚至丢失，因此患者在享受大数据时代带来的便捷医疗服务的同时，承担了个人信息泄露的风险。

（二）合理建议

1. 为提升我国医疗大数据质量水平，根据国家出台的一系列管理方法，在继续推进医疗大数据质量标准体系建设的前提下，需要强调标准化的数据管理。也就是说，各级医疗机构根据相同或相似的标准进行数据采集、存储、集成和分析，以确保准确的内容、术语标准化和信息数据接口统一。为保证工作效率和专业性，医疗机构可以设立专门的医疗数据管理部门，制订工作管理权责，在专业管理团队和平台帮助下，规范数据系统的整体运行，全面推进数据质量管理。数据处理应确保不同地区、医疗机构与部门之间的无缝合作，以整合所有数据源，如建立医疗大数据交流共享平台，完善的共享机制可以合理利用医疗大数据资源，改善"信息孤岛"现象，发挥其应有的作用。

2. 大数据分析应用涉及许多不熟悉的专业流程和工具，医务人员可能在工作中受到限制，应注意提高医务人员的大数据分析能力和技术素养。通过投入专项资金，开设跨学科培养高层次、复合型人才，满足企业和医疗机构在医疗大数据处理方面的需求。同时，继续推进国际人才交流与人才继续教育等活动，以提高医疗大数据发展的核心竞争力和国际水平，深化数据利用的价值。技术发展和竞争环境要求大数据分析持续发展，将现有分散数据源中的综合数据转化为对企业决策者有价值的信息越来越具有战略意义。

3. 大数据时代需要高度重视个人隐私的泄露，个人隐私保护是医学伦理的重要组成部分，网络安全是个人隐私保障的关键。COVID-19事件表明，使用尖端技术获取健康信息和知情决策变化应考虑到患者风险相关数据的隐私和机密性。医疗机构层面应强化院内医疗数据安全保护工作，注重信息系统的定期维护、风险测试与信息管理人员的专业培训；医疗行业层面应制订行业数据安全保护规范，遵循隐私保护的从业道德；个人层面应主动培养数据隐私保护的意识，避免个人信息外泄，同时关注相关隐私政策，选择安全可靠的应用程序或服务。

第二章
传染病监测预警

第一节 传染病监测的概念、内容、方法

一、传染病监测的概念

公共卫生监测是指连续、系统地收集、分析和解释与公共卫生实践设计、实施、评价有密切关联的健康相关资料，及时反馈和利用信息，将其应用到疾病预防和控制的指导工作中。传染病监测是公共卫生监测中应用得最早，也是应用最普遍的领域，是传染病预防控制的一项传统的基础性工作，是指对我国《传染病防治法》规定的新型冠状病毒感染、鼠疫、霍乱、麻疹等40种法定监测传染病相关的特定环境、人群进行流行病学、血清学、病原学、临床症状以及其他影响因素的调查研究，预防传染病的发生、发展和流行，提出应对措施并评价预防效果。通过长期、连续、系统地收集传染病及其相关因素信息，动态分析传染病在时间、空间和人群中的发生、发展及分布情况，了解传染病流行的现状及其变化趋势，并经过科学分析和解释后，及时将获得的信息发送、报告和反馈给相关部门和机构。与科学研究的数据收集活动相比，传染病监测更强调数据收集的连续性、系统性以及与传染病实践的密切相关性，即数据收集的目的是了解传染病流行的现状及其变化趋势，以评价或指导预防控制措施。此外，监测还强调数据信息整理和利用的时效性。

二、传染病监测的内容

传染病监测的内容是基于防控信息需求和监测目的划定的，主要是与传染病发生、发展、传播有关的以下因素。

1. 监测人群的基本情况：人口数量、出生率、死亡率、生活习惯、经济状况、教育水平、居住条件、人群流动情况等。

2. 监测传染病或传染病相关症状在时间、空间、人群方面的发生与动态分布，包括传染病漏报调查和亚临床感染调查的数据。

3. 监测人群对传染病的易感性。

4. 监测传染病的宿主、昆虫媒介及其他传染源的分布情况。

5. 监测病原体的型别、毒力及耐药情况。

6. 监测评价防控措施的效果。

7. 监测开展传染病病因学和流行病学规律的研究。

根据传染病监测的类型不同，监测的内容也有所不同。如病例监测的内容是患者的年龄、性别等社会人口学信息，诊断等疾病有关信息，用药等治疗信息以及接触史、旅居史等流行病学信息；而症状监测的内容主要是医疗机构来源的临床数据、非处方（over the counter，OTC）药物的销量、工厂缺勤率、学校缺课率等数据；实验室监测的内容是病原学信息、人群抗体水平、耐药性等数据。

三、传染病监测的方法

传统的监测方法以临床病例或实验室确诊信息为基础，主要由法定传染病报告和病原体实验室监测组成，依赖于各级医疗机构的被动报告，在症状报告或标本采集和疾病最后诊断之间通常存在较长的滞后期。我国主要采用网络直报或直接数据交换等方式对传染病疫情信息进行报告，医疗卫生机构作为传染病监测的"吹哨人"和首诊负责制的执行者。近年来，监测在理论、技术、方法上得到迅速发展，非传统的监测方法逐渐兴起，成为监测体系的重要组成部分，主要为主动监测，包括非特异性临床症状和传染病相关现象，如症状监测、事件舆情监测，以及药物销售、学校缺课等多源数据监测。现有的传染病监测方法主要包括以下几种。

（一）病例监测

病例监测是最基本、最常见的传染病监测方法，法定传染病报告即为病例监测。主要是以特定传染病的发病率和死亡率报告为主的监测，监测的对象是传染病病例。目前国内外众多监测模型、系统及监测点开展工作主要是以病例监测为主。这种方法可以了解传染病在人群、时间、空间的分布及其变化趋势。另外还可发现暴发疫情、从外地传入的或一般情况下本不应发生的特殊病例。比如运用时间序列模型（autoregressive integrated moving average model，ARMIA）对我国艾滋病进行流行分析；应用时间序列方法分析细菌性痢疾季节性分布特征；地理信息系统（geographic information systems，GIS）技术应用于传染病疫情的空间分布特征等。

（二）症状监测

症状监测是为了弥补传统疾病监测方法存在延迟滞后的不足而出现的，主要是通过不断收集和分析患者从临床确诊前到确诊后不同阶段出现的与疾病暴发相关的信息，包括症候群、非处方药销量、急诊室患者主诉、学校缺勤率、工厂缺勤率等，每一个数据都为及时发现传染病暴发提供了可能。症状监测最显著的特点是强调收集和利用多个来源的数据，任何有助于早期发现传染病暴发的信息都可列入监测类别。多源数据不仅提高了检测到异常情况的及时性和敏感性，而且与单一数据源的传染病直接报告网络相比，也提高了疫情检测的可信度。

　　症状监测主要通过选择数据源、数据收集、数据处理、数据分析及数据应用 5 个步骤进行。

　　1. 选择数据源　利用症状监测探测传染病暴发时，不同的数据源具有不同的特点。目前常见的数据源可分为临床数据和非临床数据两大类。临床数据由医院等医疗机构产生，主要包括门急诊患者的主诉、初步诊断、医疗急救"120"电话记录、住院出院记录及实验室送检信息等；非临床数据是除了临床数据来源外的所有信息外，应用较为广泛的有学校缺课率、工厂缺勤率、药店非处方药销量、网络搜索量、动物患病率或死亡率。一般而言，与实验室确诊的时间间隔越短的数据源，其准确性和特异性较高，而及时性较差；反之，距离发病时间越短的数据源，其及时性较好，而相对应的，其特异性和准确性较差。如患者主诉、初步诊断或实验室送检信息，其特异性就很高；药店非处方药的销售信息，特异性不如前者，而及时性比前者好；学校缺课、工厂缺勤信息，其特异性相对前两种低，但是及时性很高。各种数据源优缺点皆有，应根据监测目的选择合适的数据来源。

　　2. 数据收集　在症状监测发展之初，数据多采用手工输入。在信息技术尚未成熟或监测时间较短时，多采取此类方法，但工作量大，难以长期实施，且数据质量得不到保证。随着电子化技术的发展，越来越多的症状监测系统实现了电子化和自动化，数据采集和传输都通过专用网络软件自动完成。目前国际上日常开展的症状监测系统多采用电子化的数据采集方式，而在大型活动期间开展症状监测时，由于时间相对较短、安全性要求高，仍经常采用人工填报数据的方式。

　　3. 数据处理　症状监测中最常用的数据处理为症候群分类，即将采集的每条信息根据其特点归类为某种特定的症候群（或者综合征）。如主诉为"咳嗽伴发热"，可被归类为上呼吸道症候群；购买"盐酸小檗碱"，被归类为消化系统症候群。这一步骤是症状监测系统处理和分析监测数据的基础。

　　4. 数据分析　目前基于时间维度、空间维度、时空维度的模型均已在世界各地的症状监测系统中得以部署和运用，其中较为典型的是累积和（cumulative sum，CUSUM）模型、指数加权移动平均（exponential weighted moving average，EWMA）模型等。

　　5. 数据应用　症状监测的数据通常用于早期预警。在监测系统发出警报后，就意味着某一事件或信号超过了一定的阈值，但并不是所有的警报都代表一个真正的传染病事件发生。因此，必须进行调查后核实事件的真实性。

　　症状监测系统应用广泛，比如我国在 2003 年经历了严重急性呼吸综合征（severe acute respiratory syndrome，SARS）流行后，先后建立的流感样病例、感染性腹泻、不明原因肺炎、脑炎和脑膜炎症候群及急性弛缓性瘫痪（acute flaccid paralysis，AFP）等症状监测系统。近年来，学生作为传染病防控的重点人群，主要通过对学校晨午检信息及因病缺勤的数据建立学校症状监测，实现对传染病发生的早期信号的识别；美国疾病控制与预防中心的 BioSense 系统收集急诊诊断、检验结果、非处方药销售等数据，自动监测和及时预警传染病的暴发。

（三）实验室监测

传染病实验室监测是指利用血清学、生物化学、分子生物学等技术方法，对病原体的核酸或蛋白质等生物大分子进行分析，检测分离株的生物学特点，比较不同分离株的异同，获得病原体或人群抗体水平的指标分析数据，结合流行病学监测信息，发现和确认传染病的暴发和流行，为传染病的诊断、治疗、病例管理和感染控制提供实验室支持，为传染病预防控制策略制订和实施提供依据。实验室监测主要包括病原学监测、血清学监测、耐药监测。

（四）调查不明疾病的原因及传播（流行）机制

调查不明疾病的原因及传播（流行）机制是指调查在突发疫情事件中遇到不明病因及传播途径的疾病。遇到此种疫情，首先要研究病因及传播途径，以此制订有针对性的防控措施。

（五）干预措施的监测

干预措施的监测是监测人为对传染病监测或防控采取的一些措施，并评价其效果。比如用人工手段来干预疾病的自然分布，借以观察某一或某些因素是否是某一传染病发生和流行的可疑因素；或使用人工手段来控制某种疾病，以观察其防治效果，如使用某些疫苗、血清、药物或其他措施，来控制某种疾病的发生和发展。

（六）疫情及历史资料的收集

1.本地区疫情、历史资料收集：收集各种传染病的半月、月、年别和动态分析资料；收集历年有记载的各种传染病的发病率、病死率、死亡率及动态分析数据等有关资料。

2.国内疫情、疫史资料的收集。

3.邻近省、市各种传染病的疫点和年别动态资料。

4.联防传染病的月、年别发病率、死亡率、病死率资料。

5.国际疫情、疫史资料的收集。

6.邻近国家传染病疫史和年、月别的疫情动态。

7.某种外袭性传染病的世界各国的疫史和年、月别的疫情动态。

8.重点防治传染病的疫情动态及其发病率、死亡率、病死率资料。

第二节　传染病预警的定义、制度与系统

一、传染病预警的定义

传染病预警是 2019 年公布的感染病学名词，指以传染病监测为基础，在传染病暴发或流行出现之前，或者在发生早期，通过一定的分析方法或模型，从传染病相关监测数据

中发现和识别传染病超出期望常态水平的异常情况，并及时发出警示信号来提醒传染病有暴发或流行的可能或其发生范围有可能扩大的风险。传染病预警是突发公共卫生事件预警的重要内容，《中华人民共和国突发事件应对法》对突发公共卫生事件预警做了相关规定，并且在法律层面对"预警"一词做了定义："所谓预警，是指在已经发生可能引起突发事件的某些征兆，但突发事件仍未发生前所采取的管理措施"，即对监测到的时间信息进行分析，对发现到的征兆或异常现象，依据有关法律法规、应急预案中的相关规定，及时发布警报，并提出相关应急措施建议。传染病预警具有以传染病监测为基础、信息指导行动、及时性要求、信息不充分性4个特点。整个预警过程可以被看作是一个信息变换的过程，即将监测数据变换为预警信息，其中涉及大量的数据处理、分析工作。

二、传染病预警的制度

2003年的SARS事件充分暴露了我国传染病预警制度存在的短板与不足，以此为契机，国家相关部门十分重视传染病预警制度的建设问题，先后颁布和修订了《传染病防治法》等一系列法律、法规和规范性文件。修订的《传染病防治法》中明确规定了"国家建立传染病预警制度，国务院卫生行政部门和省、自治区、直辖市人民政府根据传染病发生、流行趋势的预测，及时发出传染病预警，根据情况予以公布"，以此推动传染病预警制度的完善。

我国当前传染病预警制度的内容主要包括传染病网络直报系统及传染病应急管理的"一案三制"。

（一）传染病网络直报系统

自2003年急性严重呼吸综合征（又称非典型肺炎）疫情之后，我国逐步建立了覆盖全国的传染病网络直报系统，该系统也是目前世界上最大的传染病网络直报系统。工作原理是：负有报告义务的单位和个人在发现需要报告的传染病之后，填写一系列登记表格和传染病报告卡，然后由相关网报员或传染病管理部门收集这些表格和报告卡，将病例数据导入国家传染病网络直报系统，直报给国家疾病预防控制中心。据国家卫健委发布的消息，我国的传染病网络直报系统覆盖了全国几乎所有二级以上各级各类医疗卫生机构，用户数近37万，实现法定传染病报告及时率达到99.7%，从诊断到报告的平均时间约为4小时。

此外，在我国还有一些针对特定传染病的独立的网络直报系统，比如不明原因肺炎监测系统和流感监测系统等，我国大规模传染病网络直报系统的建立无疑极大地便利了预警活动的开展。

（二）"一案三制"

1. 应急管理预案　应急管理预案是国家突发事件管理部门针对突发事件制订的一套行动方案，内容包括预防与准备、监测与预警、处置与救援、恢复与重建，以及应急管理的组织、指挥、保障等。我国突发公共卫生事件应急管理预案的编制和修订工作是从2003年非典型肺炎疫情之后开始的，相继印发了《国务院有关部门和单位制定和修改突发公共事件应急预案框架指南》《省（区、市）人民政府突发公共事件总体应急预案框架指南》《国家突发公共事件总体应急预案》等，截至目前，全国已经累计制定各项应急管理预案几百万件。

2. 应急管理体制　《突发事件应对法》第四条明确了我国的应急管理体制，即国家统一领导、综合协调、分类管理、分级负责、属地管理为主。当前的应急管理机构对传染病预警工作最为关键的是专业处置机构，各级疾病预防控制中心承担着传染病监测、预防和控制的主要职责，而各级医疗机构除传染病监测预警外，还承担着应急医疗救护的职责。

3. 应急管理机制和法制　应急管理机制是指突发性大规模传染病应对过程中各种制度化、程序化的应急管理方法和措施，它涵盖了应急管理全过程，主要包括预防准备、监测预警、恢复重建、调查评估及应急保障等。

应急管理法制包括与应对突发性大规模传染病相关的一系列法律规范，主要包括《突发事件应对法》《传染病防治法》《动物防疫法》《突发公共卫生事件应急条例》和《突发公共卫生应急总预案》等。这些法律法规及规范使得我国在应对大规模传染病时有法可依、有章可循。

三、传染病预警的系统

21 世纪以来，世界主要发达国家已经研究并逐步建立了专门的传染病预警系统，我国也基于法定报告传染病的网络直报数据，建立了国家传染病自动预警系统，于 2008 年开始在全国范围内应用。然而，在发展中国家，传染病预警系统仍然较为少见，发展缓慢。

（一）当前主要的传染病预警系统

早期的传染病预警模型主要从时间维度进行探测分析，随着空间统计学方法的发展，又逐步建立了在空间维度上进行探测与预警的方法。通过将时间与空间两个维度相结合，探索出基于不同数据源的传染病暴发或流行的时空预警模型。根据监测数据源的类型，预警系统可分为病例监测、事件监测和症状监测的预警系统等多种类型。目前的传染病预警系统主要是基于病例监测数据建立起来的。各国传染病报告系统呈现报告频率加快、报告信息逐步丰富、报送环节减少、准确率提高的趋势，为传染病预警系统的建立提供了良好的数据基础。

1. 中国传染病预警系统　我国开发的中国传染病自动预警和响应系统（China infectious disease automated-alert and response system，CIDARS）依托于国家疾病监测信息报告管理系统，包括像差检测、信号产生、信号传播、信号响应及信号反馈 5 个部分，通过针对不同疾病采用固定阈值法、移动百分位数法、累积控制图法、聚集性疫情预警法等不同的预警算法，持续地对监测数据进行自动分析计算，并通过手机短信推送平台将探测信号发送给所在县（区）级疾病预防控制机构及疫情监测相关人员。县（区）疾病预防控制机构疫情监测相关人员接到预警短信后立即对预警信号进行核实或调查，并将结果录入系统。市级、省级和国家级疾病预防控制机构疫情监测相关人员可以随时登录系统查看预警信号的调查、核实、处置及排除响应的进展情况，实现监测预警异常探测、信号发布、信号核实与效应结果反馈的功能，并整合利用地理信息系统、模拟仿真技术等建立传染病预测、评估、干预、评价的辅助决策与指挥系统；目前 CIDARS 已融入国家、省、市、县各级疾病预防控制中心（Center for Disease Control and Prevention，CDC），对新型冠状病毒感染、鼠疫等重点传染病实时发出预警信号，对流感、登革热等常见传染病实行每日预警；尽管 CIDARS 取得了较好的成效，但还存在对传染病暴发事件的识别发现能力不高，预警信号总体阳性率低、假阳性率高和漏警与虚警等问题。

2. 国外传染病预警系统　荷兰也建立了与 CIDARS 十分相似的基于病例报告的风险评估与预警（risk assessment and early warning，RAEW）系统。然而不同于我国的是，它主要通过固定阈值法自动产生和传播预警信号，RAEW 主要是基于流行病学分析和对原始数据的专家讨论。由专家们决定是否进行进一步的调查。因此，RAEW 并不会产生较高的假阳性率，同时还减少了不必要的工作量。

此外，瑞典建立的计算机辅助搜索大流行（computer assisted search for epidemics，CASE）预警系统整合了基于时空扫描统计量的 SaTScan 软件，以周为单位对传染病报告病例数进行时空异常监测。

世界卫生组织（World Health Organization，WHO）和加拿大公共卫生署研制的全球公共卫生情报网络（global public health intelligence network，GPHIN）通过新闻聚合器自动收集潜在突发公共卫生事件的相关信息，经分析后将其发送至公共卫生机构。在非典型肺炎暴发时，GPHIN 探测到非典型肺炎的时间比 WHO 发布的首个正式报告提前了 2 个月。

2014 年埃博拉出血热疫情暴发，加拿大 Bio.Diaspora 公司运用地理信息系统，通过分析全球航班起降、人口移动等数据，建立模型加以研究分析，发布全球动态病毒地图，成功预测了下一个可能暴发埃博拉病毒的地区，从而合理规划资源、抑制疫情的扩散。这些预警系统和工具对提升已知传染病的风险评估、监测信息利用和现场快速处置等核心能力具有重要意义，且部分已得到成功应用，准确性较高，但报告延迟和信息漏报等情况，可能导致预警滞后或遗漏，尤其是新发传染病。

（二）传染病预警系统的运行与应用

只有满足当地传染病防控需求、与医疗卫生体系相适应的预警系统后才能有效地发挥其作用。传染病预警系统的运行与运用主要包括信息监测采集、分析，信号发送及调查与核实几个要素。

预警信号发送的频率、方式与发送对象是影响预警及时性和预警效果的重要因素。预警系统信号发送的频率根据不同传染病的预警及时性要求不同而有所差异。目前，常见推送预警信息的方式是通过传染病监测报告或风险评估报告等，也有预警系统采用电子邮件和手机短信的方式直接发送预警信息。

　　传染病预警系统的运行与应用需要建立预警信号的核实及调查反馈机制，以便及时追踪预警信号响应处理的情况并评估系统发挥的作用。还需要定期回顾性评估预警系统的实际应用效果，根据评估结果对预警系统的各要素进行调整和完善，才能保证预警系统处于良好的运行状态。然而，多数现有的预警系统仅实现了异常探测分析和预警信号的发布，缺乏核实预警信号与评估响应处理结果反馈的功能。

（三）医院传染病监测预警挑战与趋势

　　医院作为诊治新突发传染病的第一防线，需要建立一套基于大数据的以疾控、医院、社区多方联动的新突发传染病预警系统。严重急性呼吸综合征（severe acute respiratory syndrome，SARS）、中东呼吸综合征（middle east respiratory syndrome，MERS）暴发后，医院暴露出一系列亟待解决的问题，如在病原识别诊断、预警评估、医院院内防控等方面，医院缺乏规范的新突发传染病预警制度、临床医师传染病识别能力及医院防控应对能力不足、传染病监测预警系统信息化程度较低等问题。未来在基于大数据的医院传染病监测预警方面，如何将网络大数据、社会因素和自然环境因素大数据、医疗大数据、病原监测大数据等不同数据来源的传染病监测预警系统融合，将成为下一步研究的重点。

第三章

医院传染病医疗大数据处理技术

第一节　数据采集

数据采集（data collection）是指使用各种手段和技术，从不同的数据源中收集、获取和记录各种类型的数据。这些数据可以来自传感器、设备、文档、网站等，并且可以用于各种目的，如分析、建模、预测、决策制订等。数据采集通常包括选择适当的数据源和采集方法，收集、验证和清理数据，以确保数据的准确性和可信度。数据采集主要是对现实世界进行采样，以便产生可供计算机处理的数据的过程。日常生活中就医时使用水银体温计或电子体温计测量体温、在驾驶车辆的时候使用倒车雷达、在马路旁正在正常运转的视频监控，包括使用键盘打字，都可以称之为一个个数据采集过程。数据采集是数据预处理中非常关键的一步，其最主要的特点是面对海量的和不规律的数据，以及大量用户同时访问和操作引起的难以快速采集的数据，对于后续的数据处理和分析具有重要意义。为了实现数据采集的有效性和效率，需要结合业务需求和技术手段进行相应的规划和设计，同时注意数据隐私和安全问题。

数据的分类方法有很多种，按数据形态可以分为结构化数据和非结构化数据两种。结构化数据如传统的 Data Warehouse 数据；非结构化数据有文本数据、图像数据、自然语言数据等。结构化数据和非结构化数据的区别从字面上就很容易理解：结构化数据，结构固定，每个字段固定的语义和长度，计算机程序可以直接处理；非结构化数据，计算机程序无法直接处理，需要先对数据进行格式转换或信息提取。

目前应用于医院传染病监测预警的医疗大数据类型包括临床症状、实验室检查、影像学检查、用药情况及流行病学调查信息等，主要来源于各大医疗信息管理系统，包括医院信息系统（hospital information system，HIS）、实验室信息管理系统（laboratory information management system，LIS）、影像归档和通信系统（picture archiving and communication system，PACS）和电子病历管理系统（electronic medical record，EMR）等。其中 HIS 存储了患者信息、诊断、治疗查询内容、医院信息和医生信息等，主要是文本和数值格式；LIS 存储了检验科的生化、免疫、临检、血液、微生物、核素和基因检测等检验指标，主要是文本、数值和布尔值格式；PACS 存储了磁共振、CT、超声、X 线、血管造影等图像和描述等信息，主要是文本和数值格式，主要是图形、文本、布尔值格式；

EMR 存储了病例首页、病程记录、检查检验结果、医嘱、手术记录、护理记录等信息，主要是文本、数值和布尔值格式（表3-1）。

表3-1　医院信息系统数据形式与特征

系统名称	内容	表现形式	特征
HIS	患者信息、诊断、治疗查询内容、医院信息、医生信息等	文本、数值	非结构化
LIS	检验科的生化、免疫、临检、血液、微生物、核素、基因检测等检验指标	文本、数值、布尔值	结构化
PACS	磁共振、CT，超声，X线、血管造影等图像和描述	图形、文本、布尔值	非结构化
EMR	病例首页、病程记录、检查检验结果、医嘱、手术记录、护理记录等	文本、数值、布尔值	非结构化和结构化

一、医疗数据类型

（一）非结构化数据

非结构化数据（unstructured data）是指没有明确定义的、不具有固定模式的数据，通常以自然语言、图像、音频、视频等形式存在。与结构化数据和半结构化数据不同，非结构化数据缺乏对元数据、分类、标准化等属性的显式定义和组织，难以用传统的计算机程序进行处理和管理。医院医疗信息系统中的非结构化数据主要形式有文本、图片或影像，包括主诉、病程、护理记录、心电图数据、脑电图数据、CT图像等。医院信息系统中的非结构化数据包括但不限于以下几种（表3-2）。

表3-2　非结构化数据类型与说明

数据类型	说明
病历文本	包括手写或打印的病历记录文档，包含症状、体征、医生注释、诊断、治疗计划等信息
影像数据	如X线片、CT扫描、MRI、超声波图像等，这些数据在医学影像诊断中起着至关重要的作用
医嘱单	包括药物处方和其他医嘱，如饮食建议、运动指导等
手术记录	包括手术前后的纸质或电子手术记录，如手术类型、手术过程、手术结果等
实验室测试结果	包括血液、尿液、组织样本等实验室检测报告
诊断报告	包括放射学、病理学、心电图等诊断报告
聊天记录与电子邮件	包括医护人员之间的沟通、医生和患者之间的传统咨询、在线问诊等

（二）半结构化数据

半结构化数据（semi-structured data）是介于结构化和非结构化之间的数据，半结构化数据在数据属性上可以不同，但在某些层面上仍然具有可识别的结构，相对于完全结构化数据而言，具有一定程度的结构化。与结构化数据不同的是，半结构化数据中的数据元素通常不是严格预定义的，而是基于某种语法或标记语言组织起来的。医疗信息系统中的半结构化数据包括具有一定结构但不是完全规范化的医疗数据，如电子病历、医学图像数据、实验室报告等。这些数据包含各种非标准化和自由格式的文本描述，需要通过自然语言处理和机器学习等技术进行解析和提取。医院信息系统中的半结构化数据包括但不限于以下几种（表3-3）。

表 3-3 半结构化数据类型与说明

数据类型	说明
医疗记录	包括患者的病历、检查报告、诊断报告等，这些数据通常是在电子病历系统中以自由文本形式存储的，具有较强的语义和上下文相关性
图像数据	如 X 线片、CT、MRI、超声等医学图像数据。这些数据通常以 DICOM 格式进行存储，并包含有关成像设备、成像参数和患者信息等元数据
视频数据	如内镜检查视频、手术录像等，这些数据通常以 AVI 或 MP4 格式进行存储，并包含有关录像设备、录像参数和患者信息等元数据
传感器数据	如生命体征监测数据、健康追踪数据等，这些数据通常以 XML 或 JSON 格式进行存储，并包含有关采集设备、传感器类型和患者信息等元数据

（三）结构化数据

结构化数据（structured data）也被称为定量数据，是用数据或统一的结构加以表示的信息。通常，结构化数据由数据元素、数据字段和数据记录组成，在数据库中以表格形式存储。与非结构化数据（如文本、图片、音频等）相比，结构化数据较为干净简洁，易于管理、存储和分析。在医院医疗数据库中包含的结构化数据的主要形式为数值、固定符号或文字等。医院信息系统中的结构化数据包括但不限于以下几种（表3-4）。

表 3-4 结构化数据类型与说明

数据类型	说明
患者基本信息	包括患者性别、年龄、身份证号、联系方式等个人信息
就诊信息	包括就诊科室、就诊时间、疾病诊断（ICD 号）等医疗信息
药品信息	包括药品名称、规格、剂量、用法、用量、生产厂商等药物相关信息
实验室监测指标	包括实验室生化、免疫、临检、血液等检测指标的数值大小
医疗设备信息	包括设备名称、型号、编号、使用情况、保养记录等设备相关信息
统计分析数据	对医院的各项指标进行统计分析的数据，如门诊量、住院量、手术量、收入、支出等

（四）基因组学数据

基因组学数据（genomic data）是指关于生物个体基因组（DNA 序列）的各种信息，包括基因的位置、结构、功能及与生物表型相关的遗传变异等。这些数据通常以数字化形式存储，可以使用各种计算机工具和技术来分析和解释。常见的基因组学数据类型包括基因序列数据、基因表达数据、遗传变异数据、蛋白质互作数据等。此外，考虑基因组学数据可以通过提供个人的基因组成信息，以发现不同基因信息下个人健康和疾病风险的潜在关系。在此基础上可与个人病史、诊断和治疗信息结合使用，可用于了解个人患传染性疾病的风险。不同于其他医疗信息数据，基因组学数据有多种格式（表 3-5）。

表 3-5　基因组学数据类型与说明

格式	说明
FASTA	用于存储核酸序列（DNA 或 RNA）和蛋白质序列信息
FASTQ	除了包含 FASTA 格式的核酸或蛋白质序列信息外，还包含与每个序列相关的质量值信息
BAM/SAM	BAM 是二进制文件格式，SAM 是文本文件格式。用于存储测序数据和参考基因组比对结果等信息
VCF	用于描述基因组变异信息，包括单核苷酸多态性（SNP）、插入缺失（indel）等
BED	用于描述基因组区域的位置信息，例如基因的外显子、内含子等区域
GTF/GFF	用于描述基因组注释信息，包括基因的转录本、外显子、CDS 等区域的位置信息

二、数据采集方法

目前基于医院医疗信息系统进行数据采集工作，相关数据多数为电子化数据，少数为未电子化的数据。对于未电子化的数据分析，需要人工对数据文档进行录入或通过电子扫描录入数据后才能提取。而对已有电子化数据的采集，可依据现有系统中存储的传染病病例信息对数据进行导出，或依据传染病监测预警指标，对相关信息进行关联分析等方法对数据进行挖掘采集。

（一）未电子化的数据采集

未电子化的数据是指目前依然存在于纸介质文件文档中的数据，主要是新产生的纸质的文件、报告和病案室保存的历史病历、文件。需要按要求选择并录入。计算机数据库这类数据的录入基本上有两种方法：手工键入和电子扫描。

1. 手工录入文档数据　手工录入文档数据就是把文档逐字键入计算机中。其中的插图需扫描，为保证准确率，录入过程需要多次检查。特点是工作量大，差错率高且不易保持原貌；优点是文件格式可以设为 TXT、DOC 等，可以直接剪切、粘贴等编辑再利用。编制数据录入程序是直接把数据录入到数据库中，即由数据录入程序提供一个界面，让录入人员通过这个界面把数据录入到数据库中。

2. 电子扫描录入文档数据　电子扫描录入文档数据是将原始文档用扫描仪扫描下来，

整理后保存。方法：首先根据文档的幅面（B5、A4、A3）选择扫描仪。当然颜色、分辨率也不是越高越好，经过试验，推荐灰度模式、200DPI、JPG格式，而后转成PDF格式保存。扫描好的文件在保持清晰的前提下，其大小适中。如果追求真彩色、高分辨率，其扫描文件会呈几何级数变大，不利于保存、管理和今后的查询调用。文档扫描后需要：①校斜，对原始扫描件进行校斜处理；②拼接，即对于插图等大幅面内容分开扫描再进行拼接；③去噪、消蓝，去掉文档原稿中的蓝印、发黄等；④填补缺失文字、表格，即老的、陈旧的档案，经常出现字迹不清、纸质破残、内容缺失等情况，需要有经验的专家进行补充处理。扫描处理的最终目标是保持原貌，字迹、表格、图形能看清楚，不能出现错页、缺页。扫描处理的特点是保持原样，工作量相对较小，缺点是PDF等类型的文件格式不能做剪切、粘贴等编辑再利用。如果改成DOC格式，则需要文字识别软件，但失去了保持原貌的优势，增加了校对的工作量。

（二）电子化数据的采集

用于传染病监测预警的电子化数据通常存储于四大医疗信息系统中，其电子化数据内容和格式包括但不限于患者基本信息（如姓名、性别、年龄、身份证号码等）、就诊记录（如门诊、急诊、住院记录等）、医嘱信息、检验报告、影像资料、病历摘要、处方信息等。这些数据通常以结构化数据（如数据库表格）或非结构化数据（如文本、图像、音频）的形式存储。

1. 采集步骤

（1）确定数据需求和目的。明确所需的数据类型、时间范围、数据格式、分析目的等，以便有针对性地进行数据提取。

（2）确认医疗信息系统的数据库类型和结构，以便正确查询所需数据。常见的医疗信息系统数据库包括SQL Server、Oracle和MySQL。

（3）掌握相关技能和工具。根据具体情况选择使用医疗信息系统自带的导出功能、SQL查询语言、编程脚本、专业的数据分析软件等来提取数据，需要掌握相应的技能和工具。

（4）进行数据提取。根据所选方法，进行数据提取，并进行必要的数据清洗和预处理，使其符合进一步分析的要求。

（5）将提取结果导出为Excel、CSV等格式，以便进一步分析处理。

在整个数据提取和分析的过程中，需要遵守相关法律法规，获得相关授权。尊重患者隐私和安全，保障数据的质量和安全。

2. 采集方法

（1）数据库查询：医疗信息系统通常将患者的信息存储在数据库中。使用SQL语句，可以从数据库中提取所需的数据。例如，使用SELECT语句可以选择特定的列和行，使用JOIN可以连接多个表。

（2）API调用：许多医疗信息系统具有API接口，可以使用编程语言（例如Python，Java等）来访问MIS的数据。通过API，可以执行各种操作，如读取、更新、删除和添加数据。

（3）数据导出：医疗信息系统通常提供导出数据的选项，可以将数据导出到不同格式的文件中，如 CSV、Excel 或 JSON 格式。然后可以使用相应的软件工具来打开和处理这些文件。

（4）数据挖掘：对于大量数据或未知的数据结构，可以使用数据挖掘技术来提取有意义的信息。数据挖掘技术包括聚类分析、分类分析、关联规则和预测建模等。

（5）自然语言处理：对于某些医疗信息系统，例如 EMR，它们可能包含大量的自然语言文本。自然语言处理技术可以帮助将这些文本转换为可分析的数据，例如提取主题、实体和情感分析等。

3. 采集工具

（1）网络爬虫：网络爬虫是一种自动获取网页内容并进行处理的程序。通过编写代码，可以实现对特定网站上的数据进行批量抓取，如商品价格、评论等。Python 语言拥有丰富的网络爬虫框架和库，其中比较流行的包括 Scrapy、BeautifulSoup、Selenium 等。

（2）数据抓取软件：相比于编写代码，使用数据抓取软件更加简单易用，可以帮助用户快速构建数据抓取流程。这类软件通常会提供 GUI 接口，让用户通过拖拽、点击等方式完成配置。比较知名的数据抓取软件包括 Octoparse、WebHarvy、ParseHub、Data Miner 等。

（3）数据库管理系统（database management system，DBMS）：数据库管理系统是一种用于管理和操作数据库的软件。它们能够提供高效的数据存储和检索功能，并支持复杂的查询和事务处理。常见的 DBMS 包括 Oracle、MySQL、MicrosoftSQL Server、PostgreSQL 等。

（4）Excel：Excel 可以导入、清理和转换数据，将其转换为易于分析的格式。这些插件通常包括各种功能，如筛选、排序、合并、拆分等。此外，一些 Excel 插件还提供了数据可视化功能，可以更加清晰地理解提取的数据。

（5）ETL 工具：利用 ETL 采集医疗信息系统中的数据，首先需要明确采集的数据和目标数据仓库，继而通过编写数据源提取程序，将医疗信息系统中的数据提取到临时存储区（如数据湖）中。

（6）数据挖掘工具：利用数据挖掘工具采集医疗信息系统中的数据，须在确认数据采集类型和范围的基础上，根据采集需求选择合适的数据挖掘工具，如 Python 中的 Pandas、Scikit-learn 等库，或者专业的商业软件。通过编写代码或配置工具来连接并提取所需的数据。

第二节　数据清洗

数据清洗（data cleaning）是指除去数据集中的噪声数据、处理空值、纠正差异性较大数据等。从医院信息系统或病案纸质资料中采集应用于传染病监测预警的数据信息时，可能因为医院信息系统或纸质资料数据量过大且数据格式标准不同等原因，而使得采集的数据出现缺损、杂乱、含噪声等情况，需要进行数据清洗后才能进一步将数据转化成可用、可靠信息。

用于传染病监测预警医院医疗大数据需要清洗的主要原因有：①原始数据缺乏统一标准和定义、数据结构不同、各系统数据孤立，不能融合、存在大量冗余信息；②数据属性值丢失或不确定、必要数据缺少、数据记录不清或模糊；③数据存在错误，与原有属性不符等。

医疗大数据存在一定程度上的数据质量问题，如空值、不一致、不完整、冗余等，应用于传染病监测预警的医疗数据经数据采集过程后，需要通过数据清洗做进一步的整理，保证原始数据的可用性和可靠性，具体考核指标及其指标含义见表 3-6。

表 3-6 原始数据具体考核指标及其指标含义

质量评判	考察指标	指标含义
可用性	时间性	描述数据是当前数据还是历史数据
	稳定性	描述数据是否是稳定的，是否在其有效期内
可靠性	精确性	描述数据是否与其对应的客观实体的特征相一致
	完整性	描述数据是否存在缺失记录或缺失字段
	一致性	描述同一实体的同一属性的值在不同的系统是否一致
	有效性	描述数据是否满足定义的条件或在一定的阈值范围内
	唯一性	描述数据是否存在重复记录

一、数据清洗框架

传染病医疗大数据清洗需预先设定数据清洗要求，制订数据清洗策略。根据医疗大数据的行业特点，为制订准确有效的清洗策略，将数据清洗框架分为数据源判别、数据可用性评估、清洗策略制订、清洗策略修正和清洗结果验证 5 个阶段。

（一）数据源判别

目前应用于传染病监测预警的医院医疗数据主要来自于 HIS、LIS、PACS 和 EMR 四大医院信息系统。在进行数据源判别时，通常需要考虑以下几个方面：①所采集的医疗数据的结构和格式；②医疗信息系统数据如何获取；③医疗数据的内容和标识；④信息系统的访问权限。

（二）数据可用性评估

数据可用性评估是指评估数据在其整个生命周期中是否能够满足应用需求的过程。数据的可用性包括数据的可靠性、完整性、准确性、时效性和易用性等方面。通过对数据进行可用性评估，可以了解各种因素对数据质量的影响，及时发现和解决数据问题，提高数据使用的效率和价值。确定应用于传染病监测预警的医疗数据，在进行清洗前需要对其可用性进行评估，其核心是确保相关数据来源于传染病病例，即有明确的传染性疾病诊断。

（三）制定数据清洗策略

制定数据清洗策略是指在医疗数据分析过程中，对原始医疗数据进行预处理和清洗的方法或步骤。它包括识别、处理和纠正数据错误、缺失值、异常值、重复数据等问题，以确保分析结果准确可靠。具体的数据清洗策略可以根据数据类型、分析目的、数据来源等因素制订相应的数据清洗规则，选择相应的数据清洗方法，进行定制化设计后对数据实施清洗。

（四）清洗策略修正

在数据实际清洗中，由于医疗数据质量问题多种多样，可能需要经过多轮清洗才能达到合适的质量水平。但预先制订的清洗策略并非一成不变，可能需要根据具体情况进行修正和调整，以提高数据清洗的准确性和效率。清洗策略修正步骤通常包括检查数据清洗结果、识别和分析问题、重新设计和实施数据清洗策略、测试和验证数据清洗策略、维护和监控。例如，当某类医疗数据清洗规则无法解决问题或者有误时，就需要重新评估该问题的严重性和影响范围，并考虑通过修改清洗规则或增加额外的清洗步骤来解决。此外，当我们获得新的数据源或者从原始数据中发现了新的问题时，也需要根据新情况来调整清洗策略。

（五）清洗结果验证

清洗结果验证是指在数据清洗过程中对清洗结果的准确性进行检查和确认的步骤，通过验证可以发现并纠正在清洗过程中可能遗漏或错误的情况。验证清洗结果是数据清洗过程中必不可少的环节，可以通过以下几种方式来实现：①对数据进行基本的统计分析，比如最大值、最小值、平均值、标准差等，来确定数据分布是否合理；②将数据绘制成图表，比如散点图、折线图、柱状图等，以便于观察数据的特征和趋势；③根据业务逻辑或常识，对清洗后的数据进行验证，比如身高数据不可能为负数等；④从清洗后的数据中随机选取一部分进行再次验证，以确保清洗结果正确。

二、"脏数据"清洗方法

依据传染病监测预警的医疗数据清洗目的，即清洗医疗数据中存在的缺失数据、错误数据、重复数据及不一致数据，本文分别从这几类"脏数据"清洗方法展开介绍。

（一）缺失值数据清洗

缺失值是最常见的数据问题，处理缺失值的方法较多，可分为4个步骤。

1.确定缺失值范围　对每个字段都计算其缺失值比例，然后按照缺失比例和字段重要性，对缺失数据进行去除、补充等。参考策略如下。

（1）对于重要性高、缺失率低的数据，通过计算进行填充或通过救治经验或医疗知识进行估计。

（2）对于重要性高、缺失率高的数据，通过从其他渠道取数补全、使用其他字段或通过计算获取或去除字段并在结果中标明。

（3）对于重要性低、缺失率低的数据，可不做处理或简单填充。

（4）对于重要性低，缺失率高的数据，可予以去除。

2.去除不需要的字段　对上述策略中计划去除的数据予以删掉。

3.填充缺失内容　针对部分认为需要补充或可以补充的缺失值进行填充：①基于医疗专业知识或经验的推测填充缺失值；②以同一指标的计算结果（均值、中位数、众数等）填充缺失值；③以与该指标相关的其他疾病指标的计算结果填充缺失值。

针对缺失数据的填充方法，有如下几类。

（1）人工填写：该方法基于由传染病医疗救治经验的医生或其他医务人员填写，产生的数据偏离最小，可能是填充效果最好的一种。但该方法费时、费力，如数据规模大、空值多时，该方法不宜采取。

（2）平均值填充：将信息表中的属性分为数值属性和非数值属性来分别进行处理。如果空值是数值型的，就根据该属性在其他所有对象的取值的平均值来填充该缺失的属性值；如果空值是非数值型的，则根据统计学中的众数原理，用该属性在其他所有对象的取值次数最多的值（即出现频率最高的值）来补齐该缺失的属性值。另外有一种与其相似的方法叫条件平均值填充法。在该方法中，缺失属性值的补齐同样是靠该属性在其他对象中的取值求平均得到，但不同的是用于求平均的值并不是从信息表所有对象中取得，而是从与该对象具有相同决策属性值的对象中取得。这两种数据的补齐方法的基本出发点都是一样的，以最大概率可能的取值来补充缺失的属性值，只是在具体方法上有一点不同：与其他方法相比，它是用现存数据的多数信息来推测缺失值。

（3）热卡填充/就近补齐：对于一个包含空值的对象，热卡填充法在完整数据中找到一个与它最相似的对象，然后用这个相似对象的值来进行填充。不同的问题可能会选用不同的标准来对相似进行判定。该方法概念上很简单，且利用了数据间的关系来进行空值估计。这种方法的缺点在于难以定义相似标准，主观因素较多。

（4）K最近距离邻法：先根据欧式距离或相关分析来确定距离具有缺失数据样本最近的K个样本，将这K个值加权平均来估计该样本的缺失数据。

同均值插补的方法都属于单值插补，不同的是，它用层次聚类模型预测缺失变量的类型，再以该类型的均值插补。假设 $X=(X1，X2，\cdots，Xp)$ 为信息完全的变量，Y 为存在缺失值的变量，那么首先对 X 或其子集行聚类，然后按缺失个案所属类来插补不同类的均值。

如果在以后统计分析中还需以引入的解释变量和 Y 做分析，那么这种插补方法将在模型中引入自相关，给分析造成障碍。

（5）使用所有可能的值填充：这种方法是用空缺属性值的所有可能的属性取值来填充，能够得到较好的补齐效果。但是，当数据量很大或者遗漏的属性值较多时，其计算的代价很大，可能的测试方案很多。

（6）组合完整化方法：这种方法是用空缺属性值的所有可能的属性取值来试，并从最终属性的约简结果中选择最好的一个作为填补的属性值。这是以约简为目的的数据补齐方法，能够得到好的约简结果；条件组合完整化方法能够在一定程度上减小组合完整化方法的代价。在信息表包含不完整数据较多的情况下，可能的测试方案将增多。

（7）回归：基于完整的数据集，建立回归方程（模型）。对于包含空值的对象，将已知属性值代入方程来估计未知属性值，以此估计值来进行填充。当变量不是线性相关或预测变量高度相关时会导致有偏差的估计。

（8）期望值最大化方法：在缺失类型为随机缺失的条件下，假设模型对于完整的样本是正确的，那么通过观测数据的边际分布可以对未知参数进行极大似然估计。这种方法也被称为忽略缺失值的极大似然估计，对于极大似然的参数估计实际中常采用的计算方法是期望值最大化。该方法比删除个案和单值插补更有吸引力，但仅适用于大样本。有效样本的数量足够以保证 ML 估计值是渐近无偏的并服从正态分布。但是这种方法可能会陷入局部极值，收敛速度也不是很快，并且计算很复杂。EM 算法是一种在不完全数据情况下计算极大似然估计或后验分布的迭代算法。在每一迭代循环过程中交替执行两个步骤：E 步（expectation step，期望步），在给定完全数据和前一次迭代所得到的参数估计的情况下计算完全数据对应的对数似然函数的条件期望；M 步（maximization step，极大化步），用极大化对数似然函数以确定参数的值，并用于下步的迭代。算法在 E 步和 M 步之间不断迭代直至收敛，即两次迭代之间的参数变化小于一个预先给定的阈值时结束。该方法可能会陷入局部极值，收敛速度也不是很快，并且计算很复杂。

（9）多重插补：多重插补的思想来源于贝叶斯估计，认为待插补的值是随机的，它的值来自于已观测到的值。具体实践上通常是估计出待插补的值，然后再加上不同的噪声，形成多组可选插补值。根据某种选择依据，选取最合适的插补值。

多重插补方法分为 3 个步骤：①为每个空值产生一套可能的插补值，这些值反映了无响应模型的不确定性；每个值都可以被用来插补数据集中的缺失值，产生若干个完整数据集合。②每个插补数据集合都用针对完整数据集的统计方法进行统计分析。③对来自各个插补数据集的结果，根据评分函数进行选择，产生最终的插补值。

多重插补和贝叶斯估计的思想是一致的，但是多重插补弥补了贝叶斯估计的几个不足：①贝叶斯估计以极大似然的方法估计，极大似然的方法要求模型的形式必须准确，如果参数形式不正确，将得到错误的结论，即先验分布将影响后验分布的准确性。而多重插补所依据的是大样本渐近完整的数据理论，在数据挖掘中的数据量都很大，所以先验分布对结果的影响不大。②贝叶斯估计仅要求知道未知参数的先验分布，没有利用与参数的关系。而多重插补对参数的联合分布做出了估计，利用了参数间的相互关系。

（10）C4.5方法：通过寻找属性间的关系来对缺失值填充。寻找具有最大相关性的两个属性，其中没有缺失值的一个称为代理属性，另一个称为原始属性，用代理属性决定原始属性中的遗失值。这种基于规则归纳的方法只能处理基数较小的名词型属性。

就几种基于统计的方法而言，删除元组法和平均值法差于热卡填充、期望值最大化方法和多重插补；回归是比较好的一种方法，但仍比不上热卡填充和期望值最大化方法；期望值最大化方法缺少多重插补包含的不确定成分。值得注意的是，这些方法直接处理的是模型参数的估计而不是空缺值预测本身。它们适合于处理无监督学习的问题，而对有监督学习来说，情况就不尽相同了。譬如，可以删除包含空值的对象用完整的数据集来进行训练，但预测时却不能忽略包含空值的对象。另外，C4.5和使用所有可能的值填充方法也有较好的补齐效果，人工填写和特殊值填充一般不推荐使用。

以SPSS软件为例，填充缺失值方法如下：

打开SPSS软件后，点击"转换"—"替换缺失值"。

"方法"中提供了5种简单填补法，即序列平均值、邻近点的平均值、邻近点的中间值、线性插值和邻近点的线性趋势。

4. 重新取数　当某类指标非常重要但缺失率高时，尝试再次对数据进行采集，或通过其他信息系统尝试是否能再次采集到相关数据。

（二）错误数据清洗

1. 定量错误数据清洗　检测异常值是定量错误数据清洗的方法之一。异常值的确切定义取决于具体应用的范围，但有一些常用的定义，如"异常值是指与其他观测值偏离如此之大，以至于让人怀疑它是由不同的机制产生的"。例如，一例流感患者的淋巴细胞数量、中性粒细胞比例、单核细胞数量、白细胞总数与医院医疗数据中其他流感患者的指标数量差异较大时，有必要怀疑其属于错误数据。另外，异常值的检测和定义还可通过已经发布的多个调查和指南来总结。

离群点检测技术是用于清洗定量错误数据的常用技术。一般来说，离群点检测技术分为3类：基于统计的、基于距离的和基于模型的。基于统计的异常值检测技术假设正常数据点将出现在随机模型的高概率区域，而异常值将出现在随机模型的低概率区域。它们通常可以为发现的异常值提供统计解释，或者为异常值的数据点提供分数/置信区间，而不是做出二元决策。基于距离的异常值检测技术通常定义数据点之间的距离，该距离用于定义正常行为。例如，正常数据点应该靠近许多其他数据点，并且偏离这种正常行为的数据点被声明为异常值。基于距离的技术的一个主要优点是，它们本质上是无人监督的，并且不对数据的生成分布做出任何假设。相反，它们纯粹是数据驱动的。基于模型的离群点检测技术首先从一组标记的数据点学习分类器模型，然后将训练的分类器应用于测试数据点，以确定它是否是离群点。基于模型的方法假设可以使用给定的特征空间训练分类器来区分正常数据点和异常数据点。

2. 定性错误数据清洗　实施数据质量规则检测和纠正数据库错误的一种常用方法是实施数据质量规则，通常表示为完整性约束（integrity constraint，IC）。在这种情况下，定性错误检测是识别违反 IC 的过程，即不能共存的记录子集；并且错误修复是修改数据库的练习，使得违规被解决并且新数据符合给定的完整性约束。为了使用定性数据清理技术清理定脏数据集，需要反映数据语义的数据质量规则。获取数据质量规则的一种方法是咨询领域专家，这需要大量的领域专业知识，并且通常是一个耗时的过程。另一种方法是设计一种算法来自动发现数据质量规则。给定脏数据集和相关联的数据质量规则，错误检测步骤检测数据中违反指定规则的情况。违规是数据集中不能共存的最小像元集。最后，给定违规和产生这些违规的规则，错误修复步骤产生应用于定脏数据集的数据更新。错误检测和错误修复循环继续进行，直到数据符合数据质量规则，即数据中没有违规的。

（三）重复数据清洗

重复数据清洗，也称为重复检测、记录链接、记录匹配或实体解析，是指识别一个或多个关系中的元组的过程，这些元组指的是同一现实世界中的实体。重复数据清洗过程通常涉及许多步骤和选择，包括设计相似性度量以评估一对记录的相似性，训练分类器以确定一对记录是否重复，对所有记录进行聚类，以获得表示相同现实世界实体的记录聚类，将记录聚类合并为唯一表示，设计分块或分布式策略以扩大重复数据删除过程，以及在机器不确定时人为决定记录是否重复。

（四）不一致数据清洗

不一致数据主要是由于数据格式不统一形成，其中不一致数据在定性数据，也就是文本数据中出现较多。不一致数据的类型包括大小写不一致、内在含义一致但表述方法不一致，以及用数字符号表示文字等情况。①针对日期的格式不同、名字大小写不一致等格式不一致情况，可将所有数据格式统一、转化为相同的大小写。②针对对象名称不一致的情况，例如，同一个对象在不同表格或文件中被称为不同的名称或缩写。可对所有对象进行分类、分组；建立一个共同的术语表来解决对象名称不一致的问题。③针对值域不一致的情况，例如，单位不同、数据类型不同。可通过统一单位、转化数据类型解决。

总的来说，针对数据格式多样，数据清洗过程中需要将数据转换到一种标准的格式上，以保证正确性和一致性。例如，常见的数据格式包括数字、日期、文本等，转换的方法可以利用函数转换或者程序转换。针对数据单位不一致时，在数据分析时，不同指标往往有不同的单位，这样比较会产生偏见，影响模型建立的准确性。数据标准化的主要目的是将指标数据归一化，便于不同类型的指标进行比较。

三、其他数据清洗方法

本文主要从数据清洗原因出发，阐述传染病监测预警医疗数据的清洗方式。此外，常用的数据清洗方法还包括以下几种。

（一）按照方式和范围

可分为手工清洗、程序清洗。

1. 手工清洗　手工清洗数据是指利用人工的方式，对数据进行清洗、处理、校验。这种方式需要手动检查每个数据点，按照先前设计好的清洗规则进行处理。通常，手工清洗数据用于数据量较小、数据质量要求较高的情况。优点是能够更仔细地审查数据，确保数据的准确性和一致性，并且可以适应各种数据质量问题的清洗需求。缺点是耗时费力，效率低下，并且可能会出现主观因素影响到清洗结果的问题。但随着数据量的不断增加，手工清洗数据的工作量也会不断增加，效率和质量也会相应下降。

2. 程序清洗　程序清洗数据指的是使用计算机程序对数据进行自动化的加工和处理，以去除数据中的无效、冗余、错误或不完整部分，从而使数据更加规范、精确、完整和可靠。常见的数据清洗处理包括数据去重、数据格式转换、数据类型转换、数据填充和异常值处理等。通过数据清洗处理，可以使数据质量得到提高，减少数据分析处理中的误差和偏差，提高数据的可靠性和应用价值。程序清洗数据通常使用编程语言和相关的工具和库来实现。

（二）按照清洗依据

可分为基于标准的清洗方法、基于推理的清洗方法、基于聚类的清洗方法、基于统计的清洗方法、基于独立和最大不变系统的清洗方法。

1. 基于标准的清洗方法　是指采用一套明确的、经过验证的数据清洗规则来进行数据清洗处理的方法。这些规则通常是由相关领域的专家根据数据类型、数据来源、数据质量要求等方面制订的，可以覆盖数据去重、数据缺失、数据格式转换、异常值处理等多个方面。基于标准的清洗方法的主要优点在于可以提高数据清洗的效率和准确性，避免了人为主观因素对数据清洗的干扰和误差，增强了数据清洗过程中的可重复性和可验证性。此外，基于标准的清洗方法还可以为后续的数据分析和挖掘工作提供更加准确和可靠的数据基础。基于标准的清洗方法需要使用相应的程序、工具和技术来实现，例如数据清洗工具、编程语言、库等。

2. 基于推理的清洗方法　是指根据先验规则和领域知识，通过对数据进行逻辑推理和数据模型构建，来发现和纠正数据中的错误和不一致性。这种方法通常需要依赖专家领域知识和经验来发现潜在的数据问题，然后通过逻辑推理、数据吻合性检验、数据匹配等方式进行数据清洗。基于推理的清洗方法的主要优点在于可以发现数据中的隐性错误，不仅局限于表面的数据格式或值错误。此外，这种方法还可以发现更为复杂的错误，例如缺失的、错误的数据结构和逻辑错误等。基于推理的清洗方法能够使清洗处理更具针对性和灵活性，但是相对基于标准的清洗方法，使用该方法通常需要更多的人力、领域知识和时间成本，同时清洗效果可能会受到专业人员能力和主观因素的影响。

3. 基于聚类的清洗方法　是一种数据清洗方法，它的主要概念是将数据集中的数据点聚类成不同的群组。这种方法依赖于聚类算法将相似的数据点分组在一起，同时将不同的数据点分配到不同的群组中。在数据集中，如果某些数据点的值被错误地记录或缺失，则这些数据点可能会被分配到错误的群组中。这样，基于聚类的清洗方法可以通过检查和比较不同群组，发现数据集中存在的异常和错误点。基于此法，清洗人员可以更容易找到数据集中的异常和错误点，并根据需要进行清除或修复。

4. 基于统计的清洗方法　是指利用统计学方法对数据进行分析和处理，剔除或修正其中存在的错误、异常或不一致的部分，以提高数据质量和可靠性。这种方法通常要求大量的数据样本，并根据其分布特征和偏差程度来确定哪些数据点需要被清洗。常见的基于统计的清洗方法包括 Z-score、箱线图等。

5. 基于独立和最大不变系统的清洗方法　是指在数据处理过程中，利用数学模型和算法，在保证数据独立性和最大不变性的前提下进行数据清洗。其中独立性指的是数据点之间相互独立，不会受到其他数据点的影响；最大不变性指的是在数据清洗的过程中，尽可能保留原始数据的信息和特征，以确保数据的可靠性和有效性。常见的基于独立和最大不变系统的清洗方法包括基于贝叶斯网络、马尔可夫随机等方法。

（三）按照清洗规则

可分为结构级清洗规则和实例级清洗规则。

1. 结构级清洗规则　是指一类用于数据清洗的规则，其基于对数据结构和模式的分析和建模，以识别和纠正结构性错误或缺陷。结构级清洗规则通常针对特定类型的数据或领域，例如关系型数据库、XML 文档或网络数据等，并利用领域知识和规范定义来生成有效的清洗规则。这些规则可以自动或半自动地应用于数据集中，以进行一致性检查、格式转换、约束验证等操作，提高数据质量和可靠性。常见的结构级清洗规则包括数据类型转换、键值合并、空值填充等。

2 实例级清洗规则　是指一类用于数据清洗的规则，其基于对单个数据实例或样本的特征和内容进行分析和建模，以识别和纠正实例级错误或缺陷。实例级清洗规则通常比结构级清洗规则更加细粒度，并依赖于具体的数据集和应用场景。这些规则可能涉及语法错误、拼写错误、重复数据、不一致数据等问题，并利用文本挖掘、机器学习等技术自动或半自动地进行清洗处理，以提高数据质量和可靠性。常见的实例级清洗规则包括去重、错别字纠正、字符串替换、格式修正等。

采用技术进行数据清洗的过程就是数据流动的过程，从不同异构数据源流向统一的目标数据。以下是数据清洗常用的相关技术或应用程序。

（1）Python 中的 Pandas 库：可提供丰富的数据清洗功能，其中 Pandas 提供 fillna（）

和 dropna（）方法来处理数据中的缺失值；提供 duplicated（）和 drop_duplicates（）方法来进行数据去重操作；提供 map（）、apply（）和 applymap（）等方法用于数据的转换操作；提供 merge（）和 concat（）方法用于合并数据集；提供 groupby（）方法用于对数据进行分组操作，并支持多种聚合函数如 sum（）、mean（）、max（）等，实现数据的分组和聚合；提供一系列的时间序列操作工具，支持重采样、移动窗口统计、日期偏移量等功能。

（2）SQL Server 数据管理系统：通过 SQL Server 数据管理系统中的 Integration Services 数据抽取功能，可将原始数据抽取进入设定的数据仓库。通过这一数据管理软件中的 Fuzzy Lookup 和 Fuzzy Grouping 组件处理不匹配和重复数据。SQL Server 数据管理系统的关联和聚集模型可以帮助找出异常的和不规则的数据。Integration Services 中的相关组件，还可以将数据和文本字符进行相互转化和计算、筛选、查找、排序、聚集及合并功能，也能将数据源中的不同数据类型转换成数据仓库中的类型。使用 Integration Services 汇总处理、排序处理、模糊寻查与去除重复及取样处理等批量处理功能，可对清洗数据进行统计，汇总形成综合性数据。

（3）OpenRefine 是一种开源的数据清洗和转换工具，它可以帮助用户在大规模和复杂的数据中集中快速进行数据清理、标准化、重构和扩展等操作，以便更好地分析和利用这些数据。具体可将需要清洗的数据导入 OpenRefine 中；使用其过滤、裁剪、替换等功能来处理缺失值；使用其编辑、替换、转换等功能来修改不正确的数据；使用其格式化、分割、合并等功能对数据进行格式化；使用其去重复功能移除重复数据。在结束所需进行的数据清洗工作后，可通过导出功能将清洗好的数据导出为新的文件。

（4）通过应用微软 Excel 或 WPS，可以从各种数据源导入数据。Excel 或 WPS 在手动数据输入和复制粘贴操作方面特别有用，它能消除重复项，查找和替换内容，检查拼写，还有用于转换数据的许多公式，但它不适合庞大数据集。

其余工具还有 DataCleaner 和 Trifacta 等。DataCleaner 与 OpenRefine 一样，可将半结构化数据集转换成数据可视化工具可以读取的干净可读的数据集。Trifacta 是一种商业化的数据清洗工具，可提供自动化的数据清洗功能，并支持人机交互式操作。

使用这些工具时，需要先了解待清洗数据的特点和问题，再选择相应的工具进行处理。对于 Excel 和 Python pandas，可以先将数据导入到软件中，然后使用其提供的函数或方法进行数据清洗。对于 OpenRefine 和 Trifacta 等工具，则需要上传数据集到所提供的网站或服务器中，然后按照自己的需求进行操作。

第三节　数据规整

由于医疗机构的信息系统内的数据形式存在各种各样的差异，医疗数据目前存在格式标准不统一、缺失、偏颇和数据分散等情况,没有统一的标准和规范,这给医疗数据的利用带来了巨大的困难。将医疗机构原始数据转化为可以直接利用的数据形式必然需要通过数据规整。

数据规整（data organization）是指通过数据探索和迭代，将源数据转换为更适用于使用、分析的数据的过程。数据规整包括数据的值或结构的格式化、错误值和缺失值的修改，以及多个数据源的合并。通过数据规整可以减少不完整、不可靠的数据对后续分析研究造成的不良影响，对临床决策支持、模型迁移、多学科同临床转化与应用等科学研究和临床应用具有重要意义。数据规整的目的是确保数据的质量和有效性，数据规整内容包括数据转换、数据合并、数据重塑和数据规范化。

一、数据转换

数据转换（data transformation）是在数据处理和分析过程中对数据进行改变、重构和整理的过程，是为了满足特定的分析需求，使数据可以更好地进行理解和使用，也是将数据从一种格式转换为另一种格式的任务。数据转换任务通常可以分为两种类型：语法转换和语义转换。语法转换旨在将一个表从一种语法格式转换为另一种格式，通常不需要外部知识或参考数据。另一方面，语义转换通常涉及理解含义 / 语义，而不是简单地理解一系列字符；因此，它们通常需要引用外部数据源。此外，电话号码和传真号码也通过在 9 位数字之间添加两个破折号来转换。这两种情况都不需要外部知识来执行这些转换。

数据转换系统通常有 3 个主要组成部分：语言、创作和执行。因为有许多方法可以转换数据集，所以语法数据转换解决方案通常采用一种转换语言来限制可能的转换空间。该语言可以由一个有限的操作集合组成，允许在一个表上进行，如拆分一列和合并两列，或者可以由一组用于字符串操作的函数组成，如提取子字符串和连接两个子字符串。在选择一种特定语言时，需要达到一种平衡，需要有足够的表达能力，才能捕获许多真实世界的转换任务。同时，又要有足够的限制，才能有效和方便地创作转换。对于特定的转换任务，语法转换工具与用户具有不同的交互模型，以使用所采用的语言来创作转换程序。交互模型通常分为声明性的、示例驱动的或主动的。在声明性模型中，用户通常通过可视界面直接指定转换。用户需要给出一些输入 – 输出示例，基于这些示例，工具会自动推断出与所提供的示例相匹配的可能转换。在主动交互模型中，转换工具为需要转换的数据提供提示或突出显示，有时甚至建议可能的转换，以便用户只需要接受或拒绝这些建议。最后，转换执行将指定的转换应用于数据集。由于上一步可能有多个指定的转换，转换工具通常会帮助用户选择所需的转换，例如，通过立即显示指定转换对样本数据的影响，或通过提供指定转换的可解释语句。不同的转换工具在这三个方面提供了不同的功能。

二、数据合并

数据合并（data merging）是指将不同来源、格式、结构的数据集组合成一个完整的数据集的过程。由于医疗信息系统中数据的格式、结构或字段名称可能存在不同，需要进行数据合并以将它们组织到一个一致的数据集中，以避免独立分析每个医疗信息系统中的数据而导致的数据不完整性和局限性。数据合并主要是通过共同的变量（也称为关键字），将来自不同数据源的数据按照某些共同属性进行匹配和组合。表 3-7 是常用的数据合并方法。

表 3-7　常用的数据合并方法

合并方式	含义	适用范围
Join	将两个或多个基于某些共同列或指标的数据集合并成一个更大的数据集	用于基于索引的横向合并拼接
Merge	将两个或多个数据集基于一个或多个共同的字段进行合并的过程	用于基于指定列的横向合并拼接
Contact	将两个或多个数据集简单地沿着某个轴（通常是行轴或列轴）进行拼接的过程	用于横向和纵向合并拼接
Append	将一个数据集添加到另一个数据集的末尾的过程	用于纵向追加

1. 进行数据 join 的途径　①使用 SQL 语言中的 JOIN 操作，根据相同的列名将两个或多个表格连接；②在 Python 中使用 pandas 库的（join）函数，根据指定的列名将两个或多个 DataFrame 连接；③在 Excel 中，可以使用 VLOOKUP 函数或者 Power Query 进行数据连接。在进行数据 join 前，需要确定用于匹配的列名和选择正确的连接方式（如内连接、左连接、右连接或外连接）。

2. 进行数据 merge 的途径　①使用 Python 中的 pandas 库中的 merge（）函数，将两个数据集按照指定条件合并；②使用 Excel VLOOKUP（垂直查找）函数，将两个表格按照行进行匹配。在合并数据集时，需要确保所选取的列或指标具有共同的值，这样才能进行匹配。

3. 进行数据 concat 的途径　①使用 Python 中的 pandas 库的 concat（）函数，将两个或多个 DataFrame 按照指定轴进行拼接；②在 Excel 中，可以使用 CONCATENATE 函数将多个单元格的内容拼接在一起。在进行数据 concat 前，需要确保所选取的轴具有相同的列数或行数，这样才能进行拼接。

4. 进行数据 append 的途径　①使用 Python 中的 pandas 库的 append（）函数，将一个 DataFrame 添加到另一个 DataFrame 的末尾；②在 Excel 中，可以使用"复制"和"粘贴"命令将一个表格添加到另一个表格的末尾。在进行数据 append 前，需要确保两个数据集具有相同的列数，这样才能进行拼接。

三、数据重塑

数据重塑（data reshaping）是指在数据处理和分析过程中，将原始数据转换成不同的形式以便于处理和分析的过程。例如，可以通过改变数据的行列结构、增加或删除变量等方式来实现数据重塑。 常见的数据重塑操作包括合并数据集、将宽格式数据转换为长格式数据、将长格式数据转换为宽格式数据等。 数据重塑能够有效地改变数据的展示方式，通过数据重塑，可以更好地理解、处理和应用数据，得出更准确、更全面的分析结果，从而更好地指导决策。常用数据重塑技术见表3-8。

常见的数据重塑方法有（以 Python 为例）以下几种。

1. 使用 reshape（ ）函数　在 Python 中，使用 reshape（ ）函数可以将数组或矩阵的形状进行重塑。

2. 使用 melt（ ）函数　在 Python 中，使用 pandas 库的 melt（ ）函数可以将宽格式数据转换为长格式数据。

3. 使用 pivot（ ）函数　在 Python 中，使用 pandas 库的 pivot（ ）函数可以将长格式数据转换为宽格式数据。

4. 使用 merge（ ）函数　在 Python 中，使用 pandas 库的 merge（ ）函数可以将两个或多个数据集按照指定的键合并成一个新的数据集。

5. 使用 stack（ ）和 unstack（ ）函数　在 Python 中，使用 pandas 库的 stack（ ）函数可以将数据集的列标签转换为行索引，而 unstack（ ）函数则可以将行索引转换为列标签。

表 3-8　常用数据重塑技术

技术	说明
转置（transpose）	将行转成列，列转成行
堆叠（stacking）	将多个列堆叠起来形成一个更高的列
透视表（pivot table）	根据一个或多个列创建一个新的数据框，其中每个唯一值都成为新框的一个单独列，并且每个组合计算一个聚合函数
合并（joining）	使用键连接两个数据框，可以水平合并或垂直合并
熔化（melt）	将数据从宽格式转换为长格式
切片（slicing）	按给定的条件切分数据集

四、数据规范化

数据规范化（data normalization）是指将数据转换为一定范围内的标准值或特定格式，以便于处理和分析的过程。通过数据规范化可以消除不同变量之间的数量级差异，避免某些变量对数据分析结果的影响过大，提高数据的可解释性，确保不同数据集的可比性，提高数据处理和分析效率，减少误差和偏差，显著提高模型的预测准确度和稳定性。常见的数据规范化方法见表3-9。

表 3-9　常见的数据规范化方法

方法	说明
最小-最大规范化（min-max normalization）	将数值缩放到 0～1 之间，公式为（x-min）/（max-min）
Z-Score 规范化（Z-Score normalization）	将数据转化为标准正态分布，公式为（x-mean）/std
小数定标规范化（decimal scaling normalization）	将数据除以一个适当的基数，使得所有数据的绝对值都小于 1
对数变换（log transformation）	对数变换可以压缩较大的数值，同时扩展较小的数值，使其更容易比较
独热编码（one-hot encoding）	用二进制向量表示分类变量，以便在机器学习模型中使用
标签编码（label encoding）	将分类变量转换为数字标签，以便在某些机器学习算法中使用

数据规范化的过程包括以下步骤。

1. 确定数据集中每个变量的最小值和最大值。

2. 将每个变量的值转换为在 0～1 的比例值，使用公式（x-min）/（max-min），其中 x 是原始值，min 和 max 分别是变量的最小值和最大值。

3. 可以应用其他缩放方法，如标准化（将数据转换为具有零均值和单位方差的样本）或对数变换等。

4. 处理完所有变量后，检查规范化后的数据是否符合统计分析的要求。

需要注意的是，在进行数据规范化之前，需要考虑数据的类型、分布和缺失值等因素，并根据实际情况确定是否需要进行规范化。

多系统数据规范化最好的方式是建立数据仓库，让分散的数据统一存储。对于多系统数据的规范化，可以建立一个标准格式的数据转化平台，不同系统的数据经过这个数据转化平台的转化，转为统一格式的数据文件。可以使用 ETL 工具，如 OWB（Oracle WarehouseBuilder）、ODI（ Oracle Data Integrator ）、Informatic PowerCenter、AICloudETL、DataStage、Repository Explorer、Beeload、Kettle、DataSpider 等将分散、异构数据源中的数据（如关系数据、平面数据文件等）抽取到临时中间层后进行清洗、转换、集成，最后加载到数据仓库或数据集市中，成为联机分析处理、数据挖掘的基础。对于大多数反馈时间要求不是那么严苛的应用，比如离线统计分析、机器学习、搜索引擎的反向索引计算、推荐引擎的计算等。它是采用离线分析的方式，通过数据采集工具将日志数据导入专用的分析平台。但面对海量数据，传统 ETL 工具往往彻底失效，主要原因是数据格式转换的开销太大，在性能上无法满足海量数据的采集需求。互联网企业的海量数据采集工具，有 Facebook 开源的 Scribe、LinkedIn 开源的 Kafka、淘宝开源的 Timetunnel.Hadoop 的 Chukwa 等，均可以满足每秒数百 MB 的日志数据采集和传输需求，并将这些数据上载到 Hadoop 中央系统上。

第四节　数据集成

数据集成（data integration）是指将来自不同数据源、不同格式和不同系统的数据进行集中合并，形成一个统一、完整的数据集的过程，从而使处理数据时更加便捷，方便对数据集中使用。数据集成通常是数据仓库和商业智能分析等应用的基础，能够充分挖掘数据中隐藏的信息和价值。该步骤主要使用分布式文件系统或分布式计算集群，对存储于其内部的数据进行分析和分类汇总。完成数据采集、数据治理、数据管理等数据制备工作，需包含数据抽取、转换、装载管理、元数据管理、数据质量管理、语义解析、数据整合、迁移、建模工具和可视化等通用性功能，是将杂乱无章的数据规整为高可用数据的基础。

集成数据应用所需的通用工具包包括机器学习、报表开发工具、多维分析工具、实时查询工具、科研探索等，支撑上层应用。同时也需集成医疗数据处理分析的一些特殊工具，包括影像处理语音解析、医学术语处理和医疗人工智能等。应用支撑系统更偏重专业领域的数据处理专有能力，还有部分是在数据集成层通用能力上二次开发后的专属能力，是形成高可用数据资源的重要工具，集医疗人工智能的关键技术包括知识表示、自然语言理解、机器学习、知识获取、知识处理系统、计算机视觉、自动推理和搜索方法、智能机器人、自动程序设计、专家系统等。大数据应用支撑系统将各类医疗人工智能算法和模型统一存储和管理，以健康医疗元数据为核心组织数据图谱网络，搭配医学、管理、计算机等行业专家参与的机器学习及深度学习后形成海量数据标签，在图形处理器集群环境下形成较大规模的计算能力，由不同行业专家组成的算法研发团队，在统一的环境下快速、安全、高效地分析和挖掘医疗数据的价值，形成专家知识库。

数据资源仓储系统的关键技术包括领域内的数据模型设计、立体的数据中心设计、同步与异步的数据抽取技术及临床术语化等。数据资源层的核心是海量的健康医疗数据，基于HL7的领域模型构建主体框架，以实际需求出发进行合理的调整和改造，形成符合国情、行业所需的数据模型。利用数据仓库的特点，将可追溯、数据血缘图谱植入数据仓库中，完成立体的数据仓储中心建设。数据资源仓储系统中存储的数据既包括贴近业务数据源的数据，也包括以某类标准整合的类目数据，还包括以需求为宗旨的数据集市数据。既包括院内数据，也包括院外数据。通过多源异构数据整合的医疗数据资源中心建设，保障医疗数据的互联互通，消除信息孤岛；通过数据共享，实现对外信息交互。数据资源仓储系统按不同分析类目而分模块独立建模、分类存储，模块包括临床、管理、科研数据中心等，基于数据利用目的和参照信息标准进行数据建模。除存储结构化数据，还需利用自然语义算法将电子病历中的非结构化文本解析为结构化数据，便于临床科研的分析利用。除存储诊疗过程产生的数据外，还需存储基因组学等组学数据，与临床症状、临床诊断等信息结合分析，开展精准医疗，最终实现对疾病和特定患者进行个性化精准治疗的目的，提高疾病诊治与预防的效益。随着大数据技术的应用发展，临床数据资源中的文件格式多种多样，除标准的数据、文本文件外，还有图形文件，如放射影像图片，可支撑临床医师基于薄层影像图片进行三维重建等。

一、数据集成方法

传染病医疗数据集成是在完成前期数据采集、数据清洗、数据规整等数据处理工作的基础上，将多文件或多数据库运行环境中的异构数据进行合并集成，并存储于一个数据平台或数据库中，从而在处理数据时更加便捷，方便对数据的集中使用。一般使用分布式文件系统或是分布式计算集群对存储于其内部的数据进行分析和分类汇总。常见的数据集成方法有模式集成和数据复制两种方法。

模式集成是将各数据源的数据视图集成为全局模式，使用户能够按照全局模式透明地访问各数据源的数据。全局模式描述了数据源共享数据的结构、语义及操作等，用户直接在全局模式的基础上提交请求，由数据集成系统处理这些请求，转换成各个数据源在本地数据视图基础上能够执行的请求。模式集成方法的特点是直接为用户提供透明的数据访问方法。模式集成要解决两个基本问题：一是构建全局模式与数据源数据视图间的映射关系；二是处理用户在全局模式基础上的查询请求。模式集成过程需要将原来异构的数据模式做适当的转换以消除数据源之间的异构性，映射成全局模式。

数据复制方法是将各个数据源的数据复制到与其相关的其他数据源上，并维护数据源整体上的数据的一致性，提高信息共享利用的效率。数据复制方法主要有两种数据传输方式。数据传输方式是指数据在发布数据的源数据源和订阅数据的目标数据源之间的传输形式，可以分为数据推送和数据拉取。数据推送是指源数据源主动将数据推送到目标数据源上；数据拉取是指目标数据源主动向源数据源发出请求，从源数据源中获取数据到本地。集成系统通常预先定义一些事件，如对数据发布端引起的数据变化的某个操作、数据发布端数据缓存积累到一定批量、用户对某个数据源发送访问请求、具有一定间隔的时间点等。当这些事件被触发时执行相应的数据复制。常见的数据复制触发方式按事件定义的不同分为数据变化触发、批量触发、客户调用触发、定时触发等方式。

为了突破这两种方法的局限性，将这两种方法混合在一起使用，称之为综合方法。综合方法通常是想办法提高基于中间件的性能，该方法仍用虚拟的数据模式视图供用户使用，同时能够对数据源间常用的数据进行复制。对于用户简单的访问请求，综合方法总是尽力通过数据复制方式，在本地数据源或单一数据源上实现用户的访问需求；而对于那些复杂的用户请求，无法通过数据复制方式实现时，才使用虚拟视图方式。

二、数据集成工具

1.Hevo 数据　Hevo 是一个无代码的数据管道平台，可以实时地将数据从任何源（数据库、云应用程序、sdk）移动到任何目的地。它的主要特点是：①易于实现，Hevo 可以在几分钟内设置和运行；②自动模式检测和映射，Hevo 强大的算法可以检测传入数据的模式，并在数据仓库中复制相同的模式，无须任何人工干预；③实时架构，Hevo 建立在实时流架构上，确保数据实时加载到仓库；④ ETL 和 ELT，Hevo 具有强大的特性，允许数据移动到数据仓库之前和之后清理、转换和丰富数据；⑤企业级安全性，Hevo 符合 GDPR、SOC II 和 HIPAA；⑥警报和监视，Hevo 提供详细的警报和粒度监视设置，以便您始终掌握您的数据。

2.Matillion　是一个用于云数据仓库的数据转换工具。Matillion 利用云数据仓库的强大功能来整合大型数据集，并快速执行必要的数据转换，从而为数据分析做好准备。它的主要特点是：①可在任意云平台上启动，并于几分钟内开始开发 ETL 作业；②在几分钟内使用 70 多个连接器从各种来源加载数据；③低代码 / 无代码的基于浏览器的环境，用于可视化编排具有事务、决策和循环的复杂工作流；④设计可重复的、参数驱动的作业；⑤构建自文档化的数据转换过程；⑥为数据建模以实现高性能的 BI/ 可视化。

3. Xplenty　是一个基于云的数据集成平台，为跨各种源和目的地的自动数据流提供了简单的可视化数据管道。它的主要特点是：①为 BI 集中和准备数据；②在内部数据库或数据仓库之间传输和转换数据；③发送额外的第三方数据到 Heroku Postgres（然后通过 Heroku Connect 发送到 Salesforce）或直接发送到 Salesforce；④ Xplenty 是唯一的 Salesforce 到 Salesforce ETL 工具。

除上述外，数据集成工具还有 Skyvia、DBConvert Studio、Sprinkle、Voracity、Informa-tica、IBM 等。

第四章

大数据挖掘分析技术

在数据爆炸的信息化时代，面对海量、混杂、繁复的数据信息，如何收集、整理、运用这些信息，使它们的价值最大化成为现代科学的热点。云计算、物联网、大数据和人工智能等由于可以用于分析并探索数据的价值，因此在自然科学、工程技术和医疗服务等众多领域被广泛应用。为了有效处理并转化海量的数据信息，衍生了以特征提取技术、统计分析技术、机器学习技术和人工智能技术等诸多方法为重要手段的数据挖掘技术。数据挖掘涉及使用数学科学、统计学、机器学习和人工智能，是从大量数据样本中确定变量之间的关系的技术。它是一种无计划、无假设的信息探索过程，其结果是未知的，但是可能揭示一些容易被忽略的、隐蔽的现象或事物之间的关联。根据不同的用途分为描述性模型和预测性模型。描述性模型用于明确已存在的现象和联系，包括关联分析和聚类分析；预测性模型用于对变量的变化趋势做出预测，包括分类和回归。完整的数据挖掘步骤分为4步：数据的采集、处理、分析和解释。数据的采集是指从纷繁复杂的海量数据中根据研究主题选择相关数据，并构建数据集；处理是指剔除数据集中的干扰数据，即降噪，指缺失值处理、术语标准化等，最终结合任务的核心目标获取到能够用于后续建模分析阶段的数据；分析是数据挖掘的核心环节，需要根据研究目的和数据特征选择算法并构建模型，为最终决策提供有力的支撑；数据的解释则是需要对所得模型性能进行评价，并运用可视化的工具技术将其转化为大众可理解的知识。

医学数据存在于临床、护理、检验、管理、药学等各个学科，包括电子病历、护理记录、检验检查结果、药品与医疗器械的购买与使用、医疗机构的日常管理工作、医学研究进展等一系列与疾病诊治和学科发展相关的数据集，这些数据具有纬度高、错综复杂且数据间关联度高的特点。通过收集、归纳和分析这些海量数据，从中深度挖掘有价值的信息，分析数据间的关联与规律。就患者而言，通过全面分析医疗数据构建疾病的最佳应对方案，从疾病的筛查、诊断、治疗、护理等方面进行优化和完善，简化烦琐的就诊流程，免去非必要的检查治疗，为患者带来更精准的诊疗服务和更好的就医体验，达到医疗资源分配最合理化和患者受益最大化，同时可以协助临床工作人员做出最优的临床治疗方案和护理决策。大数据挖掘也为现代医学研究的发展提供了强大的支持，协助医学研究人员攻克医学难题，在流行病、常见病、高危病的监测和预警方面提供理论支持。比如在改善公共卫生事业方面，大数据起到了不可替代的关键性作用。基于数据挖掘建立的疾病早期预警模型，提高了对疾病的监测、预警早期诊断能力，可以精准把控一些流行性疾病的发生发展趋势，让医护人员和政府决策人员有充分的时间制订方案、采取预防措施来防止疾病的流行。同时，利用大数据的信息资源可以监测群众的健康状况，结合疾病发生的高危因素，早期识别高危人群，争取早期干预，降低疾病的发生率，或实现早诊断、早治疗，减少疾病致死、致残的概率。

伴随着科学技术发展及信息化在医疗行业深入应用，医院信息系统、移动护理系统等在临床的普及，使得医疗数据也呈现出爆炸式的增长。医院大数据中心、区域性卫生信息平台、国家医疗大数据中心等数据平台的建立，实现了医疗数据的存储和共享，为医学大数据的应用提供了更多支持。为了实现医疗大数据的综合应用，数据挖掘技术不断更新和完善，推动了大数据技术在临床诊疗护理及医学科学研究的发展，在降低疾病风险和减轻疾病负担等方面提供了巨大帮助。目前应用于医疗数据挖掘的基础挖掘技术包括分类挖掘技术、聚类分析技术、关联分析技术和数据降维，以及一些衍生的其他拓展算法。下面将详细介绍前四种常用技术。

第一节　分类挖掘技术

分类挖掘技术是一类常用的数据挖掘技术，是指将具有某种共同属性或特征的数据归并在一起，通过其类别的属性或特征来对数据进行区别。即把相同内容、相同性质或需统一管理的信息集合在一起，而将不同的或需要分开管理的信息区分开来，再根据各个集合之间的关系，形成一个有层次的系统。利用分类技术从数据集或概念中提取描述其特征的模型（或函数），并将数据集中的某个对象归结于已经预先设置好的类别中，有利于此后使用模型预测进行计算和预测。分类技术中使用的数据集通常可以分为 2～3 个部分：训练集、验证集和测试集。一组用于学习和拟合分类器参数（即权重）的示例，另一组用于调优分类器参数（即体系结构）的示例，第三组仅用于评估性能的示例。

分类挖掘分析结合医疗行业来看，其应用主要包括基于智能算法的疾病预测和某些医疗事件的预测两个方面。基于患者就诊的症状信息，系统能够有效地探寻病患及疾病类型存在的关联性，积极探索预防或解决的措施，有效降低疾病负担。目前，国内外已有许多学者尝试将大数据技术和人工智能技术进行深度应用，同时完成对医疗大数据的挖掘处理，逐步构建并打造将慢性病预防作为基础目标的疾病防控管理机制。现有的常用分类挖掘算法有决策树、贝叶斯、神经网络、支持向量机、自然语言处理、预测性分析、主成分分析、数据库方法等，下文中将从概念、种类、挖掘算法、适用性、优缺点等方面展开介绍。

一、决策树分类

决策树是在已知各种情况发生概率的基础上，通过构成决策树来求取净现值的期望值大于等于零的概率，评价风险，判断可行性的决策分析方法，是直观运用概率分析的一种图解法。该类技术是较为常见的分类算法，是一种简洁、直观的树形结构预测模型。由根节点、决策节点、分支及叶子节点构成，从根节点开始对相应数据进行分类。根据不同的结果将数据样本划分到不同的子节点，每个节点表示分类过程中的属性，每个分支表示测试的结果，从决策树的根节点到叶节点代表相应数据的预测。决策树算法的主要思想是从包含待分类样本全集的根节点开始，递归地将根节点或叶子节点替换为内部节点进行样本属性的测试生长树，直到当前叶子节点没有属性可以划分或属于一个类时，算法完成对决策树的构造。有学者根据分类效能不同，将决策树分为快速决策树、概念自适应的快速决策树、自适应快速决策树、极速决策树和流式模糊决策树等类别，目前最常使用的典型决策树算法有 ID3、C4.5 和 CART 等。

（一）ID3 算法

ID3 算法最早是由罗斯昆（J. Ross Quinlan）提出的一种分类预测算法，算法的核心是"信息熵"。ID3 算法通过计算每个属性的信息增益，认为信息增益高的是好属性，每次划分选取信息增益最高的属性为划分标准，重复这个过程，直至生成一个能完美分类训练样例的决策树。先计算信息熵，再计算信息增益，最后根据增益的大小进行分类。如果以 $I_{(D_i)}$ 表示 D_i 的信息量，以 $P_{(D_i)}$ 表示 D_i 的发生概率，则：

$$I_{(D_i)} = P_{(D_i)} \log_2 \frac{1}{P_{(D_i)}}$$

若出现 n 个事件，彼此间没有关联，并且不会同时满足某一要求，则可推导出公式：

$$I_{(D_1, D_2, D_3, \cdots, D_n)} = \sum_{i=1}^{n} I_{(D_i)} = \sum_{i=1}^{n} P_{(D_i)} \log_2 \frac{1}{P_{(D_i)}}$$

决策树决策时，假设 s 为样本集合，$|s|$ 为样本的个数，并且把它们分成 n 个类，将这 n 个类的大小表示成 $|C_1|$，$|C_2|$，$\cdots$，$|C_n|$，那么任何一个样本 s 是 C_i 的概率为：

$$P_{(s_i)} = \frac{|C_i|}{|s|}$$

以 X_A 表示特征 A 的所有数值，s 中特征 A 的大小为 j，将它的样本子集表示成 S_j。那么，在确定特征 A 之后的所有节点上，$E_{(S_j)}$ 表示对该节点的样本集 S_j 分类的熵。选择 A 导致的期望熵，定义为每个子集 S_j 的熵的加权和，权值为属于 S_j 的样本与原始样本 s 的比值，则期望熵为：

$$Info_A (s) = \sum \left(|S_j| \Big/ |s| \right) \times Info_{(S_j)}$$

属性 A 的信息增益为：

$$Gain_{(s;A)} = Info_{(s)} - Info_{(A)}(s)$$

$Gain_{(s;A)}$ 值越高，选取的特征 A 给决策反馈的内容就越丰富，用 ID3 来分类，就是把 $Gain_{(s;A)}$ 值最高的特征当作分类特征。

ID3 决策树可以有多个分支，但是不能处理特征值为连续的情况，不适用于身高、体重等类型的数据。除此之外，ID3 算法还忽略了对缺失值的处理，因此需要对缺失值做单独的预处理。同时，它一般会优先选择有较多可取值的属性，因此容易出现过度拟合的情况。ID3 更加适用于属性值取值分布集中的情况，若分布偏差增加，则分类精度随之下降。

（二）C4.5 算法

C4.5 算法由 J.Ross Quinlan 在 ID3 的基础上提出。ID3 选择属性用的是子树的信息增益，这里可以用很多方法来定义信息，ID3 使用的是熵，也就是熵的变化值，而 C4.5 使用的是信息增益率。处理公式如下：

期望熵：

$$Info_A(s) = \sum \left(\left.|S_j| \middle/ |s| \right) \right) \times Info_{(S_j)}$$

信息增益：

$$Gain_{(s;A)} = Info_{(s)} - Info_{(A)}(s)$$

分裂信息值：

$$Split\ info_{(s;A)} = -\sum_{j}^{c} \frac{|S_j|}{|s|} \log_2 \frac{|S_j|}{|s|}$$

信息增益率：

$$Gain\ ratio_{(s;A)} = \frac{Gain_{(s;A)}}{Split\ info_{(s;A)}}$$

选择具有最大增益率的属性作为分裂属性。

C4.5 在 ID3 的基础上优化了优先选择有较多可取值属性的缺点。它通过使用信息增益率而非单纯的信息增益，降低了由于某一特征中类别数量过多和不同特征中各类别频率不等对而产生的偏差。同时，C4.5 实现了处理连续型数据的功能。但对于 ID3 存在的其他缺陷，仍无法通过 C4.5 解决。

（三）CART 算法

CART 算法采用最小 GINI 系数选择内部节点的分裂属性。根据类别属性的取值是离散值还是连续值，CART 算法生成的决策树可以相应地分为分类树和回归树。形成分类树的步骤如下。

1. 计算属性集中各属性的 GINI 系数，选取 GINI 系数最小的属性作为根节点的分裂属性。对连续属性，需计算其分割阈值，按分割阈值将其离散化，并计算其 GINI 系数；对离散属性，需将样本集按照该离散属性取值的可能子集进行划分（全集和空集除外）。如该离散属性有 n 个取值，则其有效子集有 $2n-2$ 个，然后选择 GINI 系数最小的子集作为该离散型属性的划分方式，该最小 GINI 系数作为该离散属性的 GINI 系数。GINI 系数度量样本划分或训练样本集的不纯度，不纯度越小表明样本的"纯净度"越高。GINI 系数的计算如下。

（1）假设整个样本集为 S，类别集为 $\{C_1，C_2，\cdots，C_n\}$，总共分为 n 类，每个类对应一个样本子集 S_i（$1 \leqslant i \leqslant n$）。令 $|S|$ 为样本集 S 的样本数，$|C_i|$ 为样本集 S 中属于类 C_i 的样本数，则样本集的 GINI 系数定义如下：

$$Gini_{(S)} = 1 - \sum_{i=1}^{n} p_i^2$$

其中，$p_i = {|C_i|} \big/ {|S|}$ 为样本集中样本属于类 C_i 的概率。

（2）在只有二元分裂的时候，对于训练样本集 S 中的属性 A 将 S 分成的子集和 S_2，则给定划分 S 的 GINI 系数如下公式：

$$Gini_A(S) = \frac{|S_1|}{|S|} Gini_{(S_1)} + \frac{|S_2|}{|S|} Dini_{(S_2)}$$

其中，${|S_k|} \big/ {|S|}$ 为第 k（$k=1,2$）个子集占整个样本集的权值，为在属性 A 上划分样本集 S 的 GINI 系数。

2. 若分裂属性是连续属性，样本集按照在该属性上的取值，分成 $\leqslant$ T 和 $>$ T 的两部分，T 为该连续属性的分割阈值；若分裂属性是离散属性，样本集按照在该属性上的取值是否包含在该离散属性具有最小 GINI 系数的真子集中，分成两部分。

3. 对根节点的分裂属性对应的两个样本子集 S_1 和 S_2，采用与步骤 1，相同的方法递归地建立树的子节点。如此循环下去，直至所有子节点中的样本属于同一类别或没有可以选作分裂属性的属性为止。

4. 对生成的决策树进行剪枝。对于某个连续型属性 A_c，假设在某个节点上的样本集 S 的样本数量为 $total$，CART 算法将对该连续属性做如下处理。

（1）将该节点上的所有样本按照连续型描述属性 A_c 的具体数值，由小到大进行排序，得到属性值序列 $\{A_{1c}，A_{2c}，\cdots，A_{totalc}\}$。

（2）在取值序列中生成 $total-1$ 个分割点。第 i（$0 < i < total$）个分割点的取值设置为 $V_i = {(A_{ic} + A_{(i+1)c})} \big/ {2}$，它可以将节点上的样本集划分为 $S_1 = \{s \mid s \in S, A_c(S) \leqslant V_i\}$ 和

$S_2 = \{s \mid s \in S, A_c(S) \leqslant V_i\}$ 两个子集，$A_c(S)$ 为样本 S 在属性上的取值。

（3）计算 $total-1$ 个分割点的 GINI 系数，选择 GINI 系数最小的分割点来划分样本集。

CART 在 ID3 和 C4.5 的基础上继续改进，采用二元切分法，既可以用于分类，也可以用于回归。在数学计算方面，由于去除了对数运算，加强了对原始数据的利用。尽管对 CART 进行了优化，但是仍然存在部分与上述两种算法类似的缺陷。

建立决策树模型（图 4-1）实际上是一个从数据中获取知识，进行机器学习的过程，通常分为建树和剪枝两个阶段。剪枝是对样本集的数据进行降噪处理，把握训练数据的特征，去除训练数据的噪声，从而提高分类的精确度，降低模型的复杂度。

在众多分类算法中，决策树的优势在于建模速度快、创建的模型易于理解和实现且预测的效率相对较高，较适合样本量大的数据集。但是，在处理分类类别多、特征关联性较强的数据时表现不是很好。Kumaran 等在 2020 年 3 月 5 日到 2021 年 5 月 31 日 COVID-19 患者的电子病历中提取了人口统计学、症状和合并症信息，将决策树建模用于分析并确定了与 COVID-19 感染后严重结果（住院、ICU 入院和死亡）相关的关键因素。

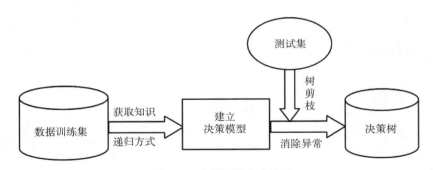

图 4-1　决策树的生成过程

二、贝叶斯分类

贝叶斯分类是一种统计学分析方法，是基于先验的决策，指通过对已分类的样本子集进行训练，学习归纳出分类函数（对离散变量的预测称作分类，对连续变量的分类称为回归），利用训练得到的分类器实现对未分类数据的分类。在临床和科研中，医务人员参考各类贝叶斯分类的优势选择合适的算法，建立疾病与症状之间的因果关系，并利用它们对于临床缺失数据的处理优化模型，从而使得医疗诊断更加科学化，客观化及准确性。

贝叶斯分类基于贝叶斯定理，假设 X 是未知类别的样本数据，H 为某种假设，样本数据属于某个特定类别 C。假设 H 成立的先验概率为 $P(H)$，X 成立的先验概率为 $P(X)$，在成立的条件下观察到 X 的后验概率为 $P(H \mid X)$。类似地，在条件 X 下，H 的后验概率为 $P(H \mid X)$。根据以上概率即可得出后验概率 $P(H \mid X)$，其贝叶斯公式是：

$$P(H \mid X) = \frac{P(X \mid H)P(H)}{P(X)}$$

（一）朴素贝叶斯分类

朴素贝叶斯算法以贝叶斯定理为基础，假设数据特征之间相互独立，并且变量值对给定类的影响与其他变量值无关。其过程是首先通过对获取的多种信息，实现对样本结合的选择和利用，同时对其中的全部元素进行准确有效的标记。其次，对分类器进行训练，针对训练样本集合展开有针对性的统计和分析，以此来得出不同类别出现的概率。

假设有 m 类 C_1, C_2, $\cdots$, C_m，预测数据 X 属于具有最高后验概率的类，X 属于类 C_i，当且仅当

$$P(C_i \mid X) > P(C_j \mid X) \qquad 1 \leqslant j \leqslant m, \; j \neq i$$

如果所有后验概率中 $P(C_i \mid X)$ 最大，$P(C_i \mid X)$ 最大的类成为最大后验假设，根据贝叶斯定理：

$$P(C_i \mid X) = \frac{P(X \mid C_i)P(C_i)}{P(X)}$$

假设数据特征之间相互独立，

$$P(X \mid C_i) = \prod_{k=1}^{n} P(X \mid C_i) = P(x_1 \mid C_i)P(x_2 \mid C_i)\cdots P(x_n \mid C_i)$$

故可推出：

$$P(C_i \mid X) = \frac{P(C_i) \times P(X \mid C_i)}{\sum_{i=1}^{j}}$$

朴素贝叶斯假设了数据特征之间相互独立，因此算法逻辑简单且稳定。即使数据之间特征差异大，其分类性能也不会受很大影响，在实际应用中具有相当的稳健性。但最突出的缺点是各数据间必须相互独立，倘若数据集之间存在某种关联，那么分类的准确性往往会降低。王臻等基于朴素贝叶斯分类算法原理建立了常见呼吸道传染病分类判别模型，将常见传染病的症状、体征、实验室检测结果、流行病学特征及发病数据等代入模型验证，表现出较好的筛检效度，对提高呼吸道传染病暴发疫情病因的早期判别能力有实际价值。

（二）线性贝叶斯判别

线性贝叶斯判别多用于定量资料的多类判别，使得属于第 n 类的样品在第 n 类中取得最大的后验概率线性，按判别函数值最大或后验概率最大进行判别。线性贝叶斯判别对样本的需求量较大，对属性变量多的样本需先进行属性筛选。国内外有许多研究者对该算法

进行了相关研究，但多数仅限于几类疾病的判别，如糖尿病、乳腺癌和心血管疾病的辅助判别等，判别数据库的规模较小，且面向公共卫生领域的应用较少。谢艺红等运用线性贝叶斯判别分析法建立流行性乙型脑炎、肠道病毒脑炎、腮腺炎脑炎三种常见病毒性脑炎诊断模型，判别模型交互验证与自身验证判别总符合率为 70% 左右。线性贝叶斯判别的具体算法需在贝叶斯框架中执行回归：

假设回归权值向量 w 的似然函数满足高斯分布，

即：

$$p_{(D\,|\,\beta,w)} = \left(\frac{\beta}{2\pi}\right)^{N/2} exp\left(-\frac{\beta}{2}\|X^T w - y\|^2\right)$$

式中 y 指回归目标向量 X 的各列为各训练特征向量的转置 D 指（X，t）对，β 指噪声方差的倒数，N 指训练集中的样本数。权值向量 w 的先验分布可描述为：

$$p_{(w\,|\,\alpha)} = \left(\frac{\alpha}{2\pi}\right)^{K/2} \left(\frac{\in}{2\pi}\right)^{1/2} exp\left(-\frac{1}{2} w^T I'_{(\alpha)\,w}\right)$$

式中 K 指特征数量，α 为先验分布参数，$I'_{(\alpha)} = \begin{bmatrix} \alpha & 0 & \cdots & 0 \\ 0 & \alpha & \cdots & 0 \\ \vdots & \vdots & \ddots & \vdots \\ 0 & 0 & \cdots & \in \end{bmatrix}$，维数为 $D+1$，且要求

$\in$ 充分小。由 Bayes 规则可求得后验分布由于似然函数和先验分布都是高斯分布，则后验分布也是高斯分布，可求得其均值为 $m = \beta(\beta XX^T + I'_{(\alpha)})^{-1}Xy$。分类线性判别面方程为：$y = m^T X$，则回归误差为：$e = (y - m^T X)^2$。可见 m 受到 α 和 β 的影响，不断修正 α 和 β 使 e 达到极小即可得到最优的分类判别面。

三、支持向量机

支持向量机是一类按监督学习方式对数据进行二元分类的广义线性分类器。其基本原理是在两个分类中间寻找一个最优超平面，能够使超平面与类别之间的距离最大化，并保持分类的精确度误差最小化。

向量机分类根据训练样本集的不同分为线性可分和线性不可分。其求解过程如下：

考虑如下训练样本集：

$$(x_1, y_1), (x_2, y_2), \cdots, (x_l, y_l).$$

其中，$x_i = [x_i^1, x_i^2, \cdots, x_i^m]^T$ 为 m 维输入向量，$y_i \in \{-1, 1\}$ 为对应的样本类标，l 为样本数，$i = 1$，2，$\cdots$，l。

对于线性可分问题，分类超平面的求解可以转换为对如下的二次规划问题的求解：

$$\begin{cases} min \dfrac{1}{2}\|\omega\|^2 + C\left(\displaystyle\sum_{i=1}^{l}\xi_i\right) \\ s.t.\, y_i\left(\omega x_i + b\right) \geqslant 1-\xi_i, \xi_i \geqslant 0 \end{cases}$$

式中，ω 为行向量，是超平面的法向量；b 为分类阈值；C 为惩罚因子；ξ_i 为松弛变量。这个二次规划问题可用拉格朗日乘子法求解，最终得到分类函数表达式：

$$f_{(x)} = sgn\left(\omega^* x + b^*\right) = sgn\left[\sum_{i=1}^{l} y_i a_i^*\left(x_i \cdot x\right) + b^*\right]$$

式中，$a^* = \left(a_1^*, a_2^*, \cdots, a_l^*\right)$ 为拉格朗日乘子，大部分 a_1^* 的取值都是 0，那些非零乘子对应的向量 x_i 称为支持向量。

对于线性不可分问题，引入了核函数 $K(\cdot,\cdot)$ 的概念，将样本从低维空间映射到高维空间，将线性不可分转化为高维空间的线性可分问题，而样本在转化前后的内积保持不变。分类函数表达式变为：

$$f_{(x)} = sgn\left[\sum_{i=1}^{l} y_i a_i^* K_{(x_i, x)} + b^*\right]$$

核函数包括线性核函数、多项式核函数、高斯核函数等，其中高斯核函数最常用，可以将数据映射到无穷维，也称为径向基函数。

支持向量机的优势在于对特征相关性不敏感，无须特征独立性，可以很好地运用于非线性数据集的处理。疾病预测模型的建立本质上是一个分类问题，具有样本数量有限、维数较高等特点，支持向量机有很好的适应能力，近年来的临床决策者也越来越多地应用支持向量机构建疾病预测模型。然而，实际可收集的数据并没有那么简单，在二进制分类、内存要求和计算复杂度方面支持向量机还存在局限性。研究人员因此衍生出了孪生支持向量机、风险价值支持向量机和排序支持向量机等一些变体。岑敏仪等运用支持向量机探究了气候因素对 2012—2013 年上海市呼吸道传染病发病的影响，结果显示平均风速、平均气压和平均温度是影响上海市呼吸道传染病的主要因素。其中，支持向量机模型可以很好地反映各种传染疾病发病人数的变化趋势。卢汉体等收集了 2012—2013 年浙江省 11 家哨点医院门诊和急诊患者流感样病例数及相关病原体数、流行病学特征和气象学数据进行分析，构建了适用于流感样疾病的早期预警模型。

四、自然语言处理

自然语言处理（natural language processing，NLP）是将人类交流沟通所用的语言经过处理转化为机器所能理解的机器语言，是一种研究语言能力的模型和算法框架，是语言学和计算机科学的交叉学科，是基于规则和统计的分析方法，前者是根据语言规则对文本进行人工处理；后者则是通过大规模的数据库分析，实现对自然语言的处理。自然语言处理流程大致可分为5步：第一步获取语料；第二步对语料进行预处理；第三步特征化，将字和词表示成计算机可识别的类型；第四步模型训练，指使用训练集的数据构建模型；第五步对建模后的效果进行评价。该方法可以用于机器翻译、语音翻译、文本分类与情感分类、信息检索与问答系统、自动文摘与信息抽取、口语信息处理与人机对话系统等方面。自然语言处理用到的处理技术有信息抽取、自动文摘、语音识别技术、Transformer模型、基于传统机器学习的自然语言处理技术和基于深度学习的自然语言处理技术，其中又以Transformer模型和基于深度学习的自然语言处理技术应用最为广泛。

Transformer模型最早应用于自然语言处理领域，已在各种自然语言处理任务中证明它是强大的深度学习的预训练框架。例如，以自回归方式进行预训练，可以在大量文本数据集中预测下一个单词，或者在没有明确监督的情况下从数据中学习，并根据上下文预测掩码词等。Transformer完全通过自注意力机制来提取内在特征，因此可以学习长期依赖关系且容易并行化。它是由6个编码器–解码器模块组成，每个编码器模块由一个多头自注意层和一个前馈神经网络层组成；每个解码器模块由3层组成，第一层和第三层类似于编码器模块，中间是交叉注意力层，该注意力层的输入由相应编码器模块的输出组成。

基于深度学习的自然语言处理技术是深度学习算法和自然语言处理的有力结合。深度学习是基于特征自学习和深度神经网络（deep neural networks，DNN）的一系列机器学习算法的总称。自然语言是一种高度抽象符号化系统，文本间的关系难以度量，需依赖人工来构建研究特征。而深度学习方法的优势是拥有强大的判别能力和特征自学习的能力，非常适合自然语言高维数、无标签和大数据的特点。在2015年Word2ve算法诞生之后，作为全新的构建词向量方式，主要将深度学习当作重要的基础，属于自然语言处理技术的一种。此类方法包含了两种不同的模型，其一为Skip-gram模型，其二为连续词袋模型（continuous bag of words，CBOW）模型。前者主要借助输入某个单词的方式，达到对上下文语境有效预测的效果；后者则主要借助输入某个词语上下文语境的方式，达到有效预测词语含义的目的，形成的词向量即为神经网络模型具体的输入向量。有研究使用甲状腺超声文本报告构建了基于深度学习的自然语言处理模型，辅助放射科医生做出诊断，结果显示使用模型辅助的医生给出的诊断在平均准确率（93.8% vs. 87.2%）、阳性预测值（92.5% vs. 86.0%）、kappa系数（87.2% vs. 73.6%）方面表现更优。Kim等使用基于深度学习的自然语言处理算法建立临床科室自由文本病理报告的关键词（标本、程序、病理诊断）提取模型，并加以验证，结果证明了该算法的有效性，同时显示它可以应用于良性病变（包括正常组织）及癌症的所有病理报告。

第二节　聚类分析

聚类是一种把所有收集到的数据实例分为相似子集的过程，每一个子集为一个簇，由簇产生的集合称为一个聚类。即将大量的维数据对象（包含 n 个）聚集成 k 个聚类（$k \leqslant n$）。其中，所产生的簇是数据对象的集合，由彼此相似度很高的数据对象组成，因此数据对象的簇也可以视为潜在的类，所以聚类又被称为自动分类。聚类分析主要根据不同的规律按照个体属性将数据集划分成不同的类别，其目的主要是缩小同类别下不同个体之间的距离，增加不同类型个体的距离。在此基础上形成聚类后，同一聚类内的数据对象相似性很高，不属于该聚类的对象有极大的差异。

聚类分析系统的输入是一组未分类的记录，包括用于分析的数据集，以及可以用来作为衡量不同类别之间相似（相异）程度的标准。通过分析数据，按照给定的分类标准对记录集合进行归类。在不同聚类算法中，应用描述相似性的函数有所不同，如欧氏距离或马氏距离、向量夹角的余弦、皮尔逊相关系数等。对同一个记录集合采取不同的聚类方法选取不同的特征，也可能得到不同的划分结果。如对某一疾病的患者进行聚类：可以根据年龄分类、可以根据性别分类、可以根据地区分类等。

总之，聚类分析本质上是采取无监督学习的模式，即对没有标注的数据集，不需要提前进行训练，根据样本数据间的分布规律，探索和深度挖掘未知数据的潜在差异和结构特征。与分类学习不同，聚类分析的对象并没有类别的标记，而是按照学习算法来进行自动化确定处理，进行数据间的相似性判断。在输入数据集方面，分类算法分析的是类别已知的数据集，而聚类算法则分析的是类别未知的数据集。

由于可以对无标记数据集进行处理，聚类分析技术目前已经被广泛应用于数据分析、语音、字符识别、图像分割、商务智能、Web 搜索，以及基因表达分析与蛋白质结构预测等领域。在医疗领域中，最为典型和普遍的包括疾病的分布分析和医疗费用分析两个方面。例如，Glatman-Freedman 等基于患者的地理位置分析了某大型健康维护组织患者粪便中沙门菌、志贺菌和弯曲菌的分离数据，利用时空聚类分析出的结果上报给卫生部门，补充了传统法定传染病监测的能力，协助卫生部门进行早期预警、定位和暴发调查。瞿先国等对2011 年全国各地区卫生总费用进行聚类分析，结果表明我国 30 个省市卫生总费用的构成情况有较大差异，不同省市间的卫生支出在卫生总费用的构成情况不尽相同，可为各地优化其内部卫生总费用的构成比例提供更加合理的依据。

综上，聚类分析作为被应用最广泛的数据挖掘分析技术之一，许多专家学者对其进行了广泛深入的研究，从而衍生出了不少成熟的算法。主要的基本聚类算法可以分为 5 类：基于划分的聚类算法、基于层次的聚类算法、基于密度的聚类算法、基于网格的聚类算法和基于模型的聚类算法。本节将对各种聚类算法的基本概念、相关算法及应用进行介绍。

一、基于划分的聚类算法

基于划分的聚类算法首先确定一个含有 n 个初始的类簇划分结果，然后通过指定的相似性度量标准对数据集中的数据对象归属进行重新划分。一个有效的基于划分的聚类算法应使得算法每一次迭代过程执行完毕后，新的聚类划分结果较前一次的聚类划分结果相比，更接近于数据集的真实划分。典型的基于划分的聚类方法包括 K-means 算法和 K-medoids 算法。

（一）K-means 算法

K-means 算法是使用广泛的最基础的聚类算法，其核心内容是：给定一个包含 n 个数据对象的数据集，将其分为 k 个簇，其中 $k \leqslant n$，根据一个簇中对象的平均值，即簇的中心点来计算簇内相似度，每个簇内的相似度较高，而簇间的相似度较低。

K-means 算法步骤如下：首先给定一个包含 n 个样本的数据集 X，将其分成 k 个簇（图 4-2）。

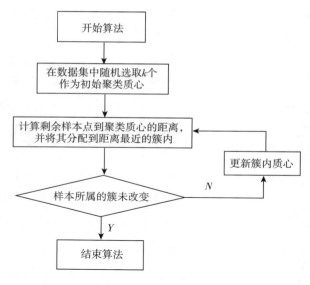

图 4-2　K-means 算法

（1）中心点初始化：从数据集 x 中随机或依照自身经验选取 k 个数据对象，每个对象作为初始的 k 个簇的中心点，这些中心点称为 Means。

（2）计算距离：计算 n 个对象与 k 个中心点的距离；共计算 $n \times k$ 次。

（3）聚类分组：计算数据集 X 中的 n 个数据对象与 k 个类簇中心点之间的值，将每个对象分配给距离其最近的簇中心点对应的聚类。

（4）计算中心点：根据聚类分组中的样本，重新取均值作为新的聚类中心点。

（5）迭代直至收敛：重复执行（2）、（3）、（4）步骤，直到目标函数最小化为止，即中心点和分组经过多少次迭代都不再改变，也就是本次计算的中心点与上一次的中心点一样。

K-means 算法原理简单，时间复杂度低，且运行效率比较高，适用于高维数据的聚类。该算法的局限性在于对离群点和噪声点非常敏感，少量的离群点和噪声就可极大影响算法平均值，从而影响聚类结果。只有在簇的平均值能够被定义的情况下才能使用，因此不适用于分类属性的数据。

K-means 算法应用于环境学、医学、生物学、天文学、经济学等各个学科，在数学建模、图像分割处理、数据可视化展示等领域也颇受重视。将该算法应用于流行病传播领域的研究，能够更加快速、直观地判断出流行病传播的高密度感染区，抑制传染病的进一步传播与蔓延。如李东辉等基于 SIR 传染病模型，建立了具有 K-means 聚类算法的 SIR 元胞自动机模拟模型。分别分析模拟了服从高斯分布和随机均匀分布的两类初始感染源，给出了疾病感染半径与隔离半径对疾病传播的影响，研究结果可为控制和消除传染病提供有效合理的隔离措施，为卫生部门提供防控传染病的理论支持。

（二）K-medoids 算法

K-medoids 算法是在 K-means 算法上进行了改良，同样采取的是随机化或者依靠人工经验来选取初始中心点。但克服了噪声和孤立点数据对 K-means 算法的影响，其不需要通过计算簇中所有样本的平均值得到簇的中心点，而是选取集群点中最中心（中位数）的对象作为代表对象代表这个簇，计算剩下的样本点与代表对象的距离，将样本点划分到与其距离最近的代表对象所在的簇中。该算法距离计算过程与 K-means 算法的计算过程类似，只是将距离度量中的中心替换为代表对象进行聚类操作。

K-medoids 算法的基本思想是设包含 N 个数据对象的数据集 $X_i = \{x_1, x_2, x_3, \cdots, x_N\}$，每个数据对象含有 M 维特征，将该数据集划分为 k 个不同的类簇 $C_j = \{c_1, c_2, c_3, \cdots, c_k\}$，$k < n$，第 i 个数据对象的第 j 个特征值为 x_{ij}。对于任一类簇，除了代表数据对象 C_j 外，其他数据样本 $x_i \in C_j$ 与 c_j 之间的距离用 $d(x_i, c_j)$ 来度量，其中 $d(x_i, c_j)$ 实际上就是两个样本点 x_i 与 c_j 之间的空间真实距离：

$$d(x_i, c_j) = \sqrt{\sum_{a=1}^{m}(x_{ia} - x_{ja})^2}, i = 1, 2, \cdots n; j = 1, 2, \cdots, n$$

$$E = \sum_{i=1}^{k}\sum_{p \in C_j} d(p, c_j)$$

式中，p 是空间中的点，即为给定对象；c_j 代表簇的中心点；E 是数据集合中所有对象 p 和类簇 C_j 代表对象 c_j 的绝对误差之和。

在进行新一轮中心替换后，以 $C_j^{new}, j = 1, 2, \cdots, k$ 表示新中心集划分的簇，$C_j^{old}, j = 1, 2, \cdots, k$ 代表原来的簇，它们的聚类评价函数分别为：

$$E_{new} = \sum_{i=1}^{k} \sum_{p \in C_j^{new}} d(p, c_j)$$

$$E_{old} = \sum_{i=1}^{k} \sum_{p \in C_j^{old}} d(p, c_j)$$

E_{new} 表示替换中心点数据集合中所有代表点与其同类簇新中心点之间的绝对误差值总和。E_{old} 表示替换前数据集合中所有的代表点与其类簇中心点之间的绝对误差值总和。

K-medoids 算法通常采用由 E_{new}、E_{old} 定义中心替换的代价函数来评估聚类质量是否优化：

$$S = E_{new} - E_{old}$$

S 表示替换前后总差异值，若 $S < 0$，则使新中心点替换掉旧中心点，替换完成后，把剩下的数据样本重新划分到距离其最近的中心点代表的类簇中，缩小簇内对象之间的差异；若 $S > 0$，则未能产生一个有效的替换，当前中心点无须改变，此时算法收敛。

每次重新分配时，必须尽量缩小误差平方之和，才能得到理想的聚类效果。通过对比新旧中心点的误差平方和之间的差异，来评估替换后的聚类新中心点是否可以代替旧的聚类中心点。在聚类中心点反复迭代的过程中，绝对误差值总和在不断减小，直到新旧聚类中心点的误差平方和之差达到一定的阈值或无法改变时，则输出簇的集合，得到最佳的聚类效果。

虽然 K-medoids 算法具有鲁棒性较强和准确性较高的特点，且相对于 K-means 算法有着明显的优势。然而，K-medoids 算法也存在一些缺点：与 K-means 算法一样，需要首先给定初始聚类簇个数 k，其初始中心点的选择也会影响聚类结果，即存在初始化敏感、聚类结果多样化的问题。另一方面，该算法进行中心点的重新选取的计算成本、执行代价比 K-means 算法更高。Leis 等利用 K-medoids 算法对 2017/2018 和 2018/2019 流感季节的患病人群进行了聚类，结果表明，入院时高血糖和低血氧饱和度的人群在住院期间患有后遗症有更高的概率，因此是进一步研究疫苗或抗病毒效果的潜在人群。

二、基于层次的聚类算法

层次聚类通过计算不同类别数据点间的相似度来创建一棵有层次的嵌套聚类树。根据不同的分解策略，层次方法可以分为凝聚的层次聚类算法和分裂的层次聚类算法。

凝聚的层次聚类算法采用自下而上的策略，最初将数据集中的每一个数据对象视为单独的一个组，然后在算法执行过程中逐步合并相似度最高的对象或组，不断重复到所有的组合并为一个组，或满足终止条件为止。分裂的层次聚类算法则采取自顶向下的分拆策略，首先将整个数据集中的所有数据对象置于一个簇中，然后通过算法的每一次迭代逐渐细分为更小的簇，直到每个对象都在单独的一个簇中，或满足最终的终止条件为止。

基于层次的聚类方法具有实现简单、易于理解和算法鲁棒性强等优点，可以发现分类数据的层次关系。然而在算法执行过程中，无法撤销合并或分裂的操作，即执行算法过程中，如果将两个相似度较低的数据对象错误地凝聚到了同一个类簇中，或者将两个相似度较高的数据对象错误地分裂到两个不同类簇中，后续的算法迭代过程将无法更正已造成的错误划分结果。Haddawy 等利用空间层次聚类方法，对泰国北部的疟疾数据进行分析，结果表明使用该技术可以产生快速结果，只需要少量聚类就可以极大地提高预测精度。

（一）利用层次方法的平衡迭代规约和聚类

利用层次方法的平衡迭代规约和聚类（balanced iterative reducing and clustering using hierarchies，BIRCH）算法是一种基于距离的层次聚类算法，它将数据对象划分为一个树形结构来进行快速的聚类分析。这个树形结构被称为聚类特征树（clustering feature tree，CF Tree），这棵树的每一个节点是由若干个聚类特征（clustering feature，CF）组成。

CF 是 BIRCH 增量聚类算法的核心，CF 树中的节点都是由 CF 组成，一个 CF 是一个三元组，这个三元组就代表了簇的所有信息。假设给定某个簇中含有 N 个 d 维的数据点或对象（$x_1, x_2, \cdots, x_n$），则该簇的 CF 定义如下：

$$CF = (N, LS, SS)$$

其中，N 代表了这个 CF 中拥有的样本点的数量；LS 是 N 个节点的线性和，即 $\sum_{i=1}^{N} O_i$；SS 是 N 个节点的平方和，即 $\sum_{i=1}^{N} O_i^2$，它记录了计算聚类和有效利用存储的关键度量。LS 反映了簇的质心位置，SS 反映了簇的大小，即凝聚程度。

CF 有个特性，即可以求和，具体说明如下。

对于两个不相交的簇 C_1 和 C_2：

$$CF_1 = (N_1, LS_1, SS_1)$$

$$CF_2 = (N_2, LS_2, SS_2)$$

如果将这两个簇合并成一个大簇：

$$CF_1 + CF_2 = (N_1 + N_2, LS_1 + LS_2, SS_1 + SS_2)$$

CF 树是一种高度平衡的树，它含有两个参数：内部节点平衡因子 B 和簇半径阈值 T。平衡因子 B 定义为非叶节点含有的孩子的最大数目，簇半径阈值 T 限定了存在叶子节点的簇的最大直径（半径）这两个参数直接影响了最终产生的数的大小。树中每个节点最多包含 B 个该子节点，记为 $(CF_i, CHILD_i), 1 \leqslant i \leqslant B, CF_i$ 是这个节点中的第 i 个聚类特征，$CHILD_i$ 指向节点的第 i 个该子节点，对应于这个节点的第 i 个聚类特征。CF 树的叶子节点的每一个输入都代表一个簇 C，簇 C 中包含若干个数据点，并且原始数据集中越密集的区域，簇 C 中包含的数据点越多，越稀疏的区域，簇 C 中包含的数据点越少，簇 C 的半径小于等于 T。簇半径阈值 T 决定了 CF 树的规模，从而让 CF 树适应当前内存的大小。如果 T 太小，那么簇的数量将会非常大，从而导致树节点数量也会增大，那么所有数据点在还没有扫描完之前将会出现内存不足的现象。

将所有的训练集样本建立了 CF 树，一个基本的 BIRCH 算法就完成了，对应的输出就是若干个 CF 节点，每个节点里的样本点就是一个聚类的簇。也就是说 BIRCH 算法的主要过程，就是建立 CF 树的过程。我们将整个 BIRCH 算法的实现可以分为 4 个阶段。

（1）扫描所有数据，建立初始化的 CF 树，把稠密数据分成簇，稀疏数据作为孤立点对待。

（2）可选阶段。阶段（3）的全局或半全局聚类算法有着输入范围的要求，以达到速度与质量的要求，所以此阶段在阶段（1）的基础上，建立一个更小的 CF 树。

（3）补救由于输入顺序和页面大小带来的分裂，使用全局或半全局算法对全部叶节点进行聚类。

（4）可选阶段。把阶段（3）生成 CF 树的所有 CF 节点的质心，作为初始质心点，对所有的样本点按距离远近重新分配到最近的质心上，保证重复数据分到同一个簇中，同时添加簇标签，从而减少了由于 CF 树的一些限制导致的聚类不合理的情况。

从上面可以看出，BIRCH 算法的关键就是步骤（1），也就是 CF 树的生成，其他步骤都是为了优化最后的聚类结果。图 4-3 是对上述步骤简化的 BIRCH 算法流程图。

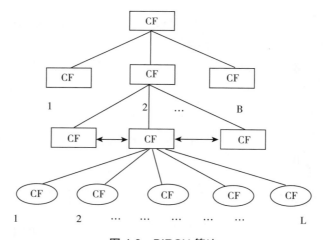

图 4-3 BIRCH 算法

BIRCH 算法最大的特点是能利用有限的内存资源完成对大数据集的高质量的聚类，同时通过单遍扫描数据集能最小化 I/O 代价。该算法主要优点体现在：一是节约内存，所有的样本都在磁盘上，CF 树仅存了 CF 节点和对应的指针；二是聚类速度快，只需要一遍扫描训练集就可以建立 CF 树，CF 树的增、删、改都很快；三是可以识别噪声点，还可以对数据集进行初步分类的预处理。但是，由于 CF 树对每个节点的 CF 个数有限制，导致聚类的结果可能和真实的类别分布不同。而且，BIRCH 算法对高维特征的数据聚类效果不好，尤其是当数据集的分布簇不是类似于超球体，或者说不是凸的时候。郑伟等提出了一种改进的 BIRCH 算法，针对现有磁共振常规扫描序列对于颅脑白质、灰质信号相近分辨不清，解剖病变欠佳的问题，与传统 BIRCH 算法相比，聚类指标 FMI 值与 RI 值指数分别达到0.7545 与 0.5421，分别提升了 2.79% 与 1.42%，并与其他聚类算法比较，所提算法性能表现仍为最优，可为临床医学提供一定帮助。

（二）CURE 算法

使用代表点的聚类法（clustering using representative，CURE）算法是绝大多数聚类算法在面对球状和（或）相似大小的数据集，或者在存在孤立点时的聚类效果往往表现欠佳。CURE 算法采用了一种新颖层次聚类算法，该算法选择基于质心和基于代表对象方法之间的中间策略采用簇中的多个代表点来表示一个簇，首先选择簇中距离质心最远的点作为第一个点，然后依次选择距离已选到的点最远的点，直到选到 c 个点为止（一般选择$c \geqslant 10$），这些点捕获了簇的形状和大小。然后将这些选取到的点根据参数 a（$\leqslant a \leqslant 1$）向该簇的质心收缩，距离质心越远的点（例如离群点）的收缩程度越大，因此 CURE 对离群点是不太敏感的，这种方法可以有效降低离群点带来的不利影响。

在得到上述缩减后的代表点后，两个簇之间的距离就可以定义为这两个簇中距离最近的两个代表点之间的距离，距离的数学定义如下：

$$dist(u,v) = \min dist(p,q)$$
$$p \in u.rep, q \in v.rep$$

其中，簇 u 的代表点集合表示为 $u.rep$，$dist(u,v)$ 可以采用 L_p 或其他距离度量方式，然后在 CURE 层次聚类算法的每一步中对距离最近的簇进行合并。

当 $a=0$ 时，每个代表点都缩减到了该簇的质心上，这相当于"组平均"层次聚类；当 $a=1$ 时，每个代表点不会缩减，因此相当于"单链"层次聚类。

CURE 算法流程（图 4-4）：首先，从原始数据集中随机抽取一部分样本点作为子集，再对该子集进行划分，在这些划分后的集合上运行 CURE 聚类算法得到每个集合的簇，并删除其中的离群点，然后对这些簇进一步进行 CURE 层次聚类，并删除其中的离群点，最后对磁盘中剩余的数据集样本点进行划分。

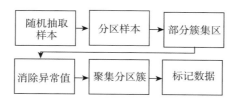

图 4-4　CURE 算法流程

CURE 算法克服了利用单个代表点或基于质心的方法的缺点，可以识别出任意形状的簇（例如椭圆形）、对于离群点的影响具有鲁棒性、具有线性的空间复杂度和 O（n^2）的时间复杂度。但是，CURE 算法所设置的参数较多，包括采样的大小、聚类的个数、收缩的比例，且难以发现形状非常复杂的空间簇（如中空形状），对空间数据密度差异敏感。在大规模数据库中，当数据量剧增时，聚类效率仍然不能满足需求。

（三）鲁棒的链接型聚类

鲁棒的链接型聚类（RObust Clustering using linKs，ROCK）对于聚类算法而言，鲁棒性意味着聚类结果不应受到模型中存在的数据扰动、噪声及离群点的太大影响。之所以 ROCK 聚类具有鲁棒性，是因为该算法在计算两个对象的相似度时，考虑了周围对象的影响，针对具有分类属性的数据使用了链接这一概念。

如果两个点具有共同邻居，则它们之间有链接。如果两个样本点的相似度达到了阈值，这两个样本点就是邻居。阈值由用户指定，相似度也由用户指定的相似度函数计算。常用的分类属性的相似度计算方法有 Jaccark 系数、余弦相似度。

Jaccard 系数定义为 A 与 B 交集的大小与 A 与 B 并集的大小的比值，值越大，相似度越高。

$$J(A,B) = \frac{|A \cap B|}{|A \cup B|} = \frac{|A \cap B|}{|A| + |B| - |A \cap B|}$$

余弦相似度，是通过计算两个向量的夹角余弦值来评估它们的相似度。值越接近 1，就说明夹角角度越接近 0°，也就是两个向量越相似，就叫作余弦相似。

$$similarity = \cos(\theta) = \frac{A \cdot B}{|A||B|} = \frac{\sum_{i=1}^{n} A_i \times B_i}{\sqrt{\sum_{i=1}^{n} (A_i)^2} \times \sqrt{\sum_{i=1}^{n} (B_i)^2}}$$

ROCK 算法属于凝聚型的层次聚类算法，因此初始状态时，每一个样本都是一个簇。在合并两个簇的时候，遵循的原则是：簇之间的链接数量最小，而簇内的链接数量最大。

简单加总每个簇内的 link，最大化下面的公式：

$$\sum_{i=1}^{k} \sum_{p_q, p_r \in C_i} link(p_q, p_r)$$

目标函数：最大化下面的目标函数以获得最优的聚类结果。

$$E_l = \sum_{i=1}^{k} n_i \times \sum_{p_q, p_r \in C_i} \frac{link(p_q, p_r)}{n_i^{1+2f(\theta)}}$$

其中，C_i 表示第 i 个簇，k 表示簇的个数，n_i 表示 C_i 的大小（样本点的数量）。一般

可使用 $f(\theta) = \dfrac{(1+\theta)}{(1-\theta)}$ ，$f(\theta)$ 一般具有以下性质：C_i 中的每个样本点在 C_i 中有 $n_i f(\theta)$ 个邻居。

使用 Goodness Measure 公式计算所有对象的两两相似度，将相似性最高的两个对象合并，通过该相似性度量不断地凝聚对象至 k 个簇，最终计算上面目标函数值必然是最大的。

$$g(C_i, C_j) = \frac{link(C_i, C_j)}{(n_i + n_j)^{1+2f(\theta)} - n_i^{1+2f(\theta)} - n_j^{1+2f(\theta)}}$$

现在，通过上述的基本公式，我们可以推导出 ROCK 算法的步骤。

输入：需要聚类的个数 k 和相似度阈值 &；

算法：开始每个点都是单独的聚类，根据计算点与点间的相似度，生成相似度矩阵。

（1）根据相似度矩阵和相似度阈值 &，计算邻居矩阵 A，如果两点相似度 $\geq$ &，取值为 1（邻居），否则取值为 0。

（2）计算链接矩阵 $L = A \times A$（两个对象的共同邻居矩阵）。

（3）计算相似性的度量：将相似性最高的两个对象合并。

（4）回到第 2 步，进行迭代直到形成个聚类或聚类数量不再发生变化。

输出：簇和异常值（不一定存在）。

ROCK 算法适用于类别型数据，比如关键字、比尔值、和枚举值等。但是，在运算过程中，需要预先指定衡量两个数据点是否为邻居的相似度阈值 &，由于阈值对聚类质量影响很大，所以在对数据集没有充分了解的前提下很难给出合理的阈值。因为算法对 & 值过于敏感计算相似度的函数 *similarity* 仅被用于最初邻居的判断上，只考虑相似与否，而未考虑相似程度。此外，ROCK 算法还要求事先选定聚类簇数 k。

三、基于密度的聚类算法

前文所述的划分聚类方法和层次聚类方法都是基于数据对象间的距离进行聚类，这样的方法只能发现球状簇，难以发现任意形状的聚类如凸状簇、不规则形状簇。研究人员开发的基于密度的聚类算法很好地克服了这类缺陷，其主要内容是：将整个数据集视为一个数据空间，把数据集划分成多个互相排斥的簇或簇的分层结构，每一个被划分的数据对象的簇可以看作被稀疏区域分开的稠密区域。算法执行过程中，优先选取高密度的数据对象作为核心对象，比较各个数据对象之间的密度，只要邻域中的密度大于某个阈值，就将其添加到给定的簇中。这种方法可以用于过滤噪声点或离群点，发现任意形状的簇。常用基于密度的聚类算法包括基于密度的噪声应用空间聚类（density–based spatial clustering of applications with noise，DBSCAN）和密度最大值算法（maximum density clustering algorithm，MDCA）。

（一）基于密度的噪声应用空间聚类

DBSCAN 是一种具有代表性的基于密度的聚类算法，该算法可以找到样本点的全部密集区域，并把这些密集区域当作一个一个的聚类簇。其中，把簇定义为密度相连的点的最大合集，能够在具有噪声的数据空间找到形状不规则的簇。

在了解 DBSCAN 前需要明白与之相关的几个基本参数概念。

设数据集 $D = \left\{ x^{(1)}, x^{(2)}, \ldots, x^{(m)} \right\}$

（1）Epsilon（ε）：最大半径。如果数据点之间的相互距离小于或等于初始选定的 Epsilon，那么将该数据点归于该类簇。

$$N_{\varepsilon}\left(x^{(j)}\right) = \left\{ x^{(i)} \in D \mid dist\left(x^{(i)}, x^{(j)}\right) \leqslant \varepsilon \right\}$$

Epsilon 是 DBSCAN 用来确定两个数据点是否相似或属于同一类的距离。Epsilon 越大，产生的簇也就越大（包含更多的数据点），反之，Epsilon 越小，构建簇也就更小。如果选取的 Epsilon 太小，很大一部分数据将不会被聚类，一个大的 Epsilon 值将导致聚类簇被合并，大部分数据点将会在同一个簇中。确定最佳的 Epsilon 值一般使用 $k-$ 近邻算法，通过计算每个点与其最近的相邻点间的平均距离，选择在图的"肘部"处的 Epsilon 值。

（2）最小点（minPts）：在一个邻域的半径内 minPts 数的邻域被认为是一个簇，初始点包含在 minPts 中。一个较低的 minPts 可以使算法建立更多的集群与更多的噪声或离群值。较高的 minPts 将确保更强大的集群，但如果集群太大，较小的集群将被合并到较大的集群中。

（3）核心对象（core object）：若 $x^{(j)}$ 的 $\varepsilon-$ 邻域至少包含 MinPts 个样本，$\left| N_{\varepsilon}\left(x^{(j)}\right) \right| \geqslant$ minPts，则 $x^{(j)}$ 为一个核心对象。

（4）密度直达（directly density-reachable）：若 $x^{(j)}$ 位于 $x^{(i)}$ 的 $\varepsilon-$ 邻域中，且 $x^{(i)}$ 是核心对象，则称 $x^{(j)}$ 由 $x^{(i)}$ 密度直达。密度直达关系通常不满足对称性，除非 $x^{(j)}$ 也是核心对象。

（5）密度可达（density-reachable）：对 $x^{(i)}$ 与 $x^{(j)}$，若存在样本序列 $p_1, p_2, \cdots, p_n$，其中 $p_1 = x^{(i)}$，$p_n = x^{(j)}$，$p_1, p_2, \cdots, p_{n-1}$ 均为核心对象且 p_{it} 从 p_i 密度直达，则称 $x^{(i)}$ 由 $x^{(j)}$ 密度可达。密度可达关系满足直递性，但不满足对称性。

（6）密度相连（density-connected）：对 $x^{(i)}$ 与 $x^{(j)}$，若存在 $x^{(i)}$ 使得 $x^{(j)}$ 与 $x^{(j)}$ 均由 $x^{(k)}$ 密度可达，则称 $x^{(i)}$ 与 $x^{(j)}$ 密度相连。密度相连关系满足对称性。

（7）基于密度的簇：由密度可达关系导出的最大的密度相连样本集合 C，簇 C 满足以下两个性质：

连接性（connectivity）：若 $x^{(i)} \in C$，$x^{(j)} \in C$，那么 $x^{(i)}$ 与 $x^{(j)}$ 密度相连。

最大性（maximality）：若 $x^{(i)} \in C$，而且 $x^{(j)}$ 由 $x^{(i)}$ 密度可达，那么 $x^{(j)} \in C$。

DBSCAN 的算法步骤分成两步：首先，寻找核心点形成的临时聚类簇。扫描全部样本点，如果某个样本点 R 半径范围内点数目作为最少点数目时，则将其纳入核心点列表，并将与之密度直达的点形成对应的临时聚类簇。其次，合并临时聚类簇得到聚类簇。如果该临时聚类簇中的点为核心点，则将该点对应的临时聚类簇和当前临时聚类簇合并，得到新的临时聚类簇。在执行过程中反复该操作，直到当前临时聚类簇中的每一个点不在核心点列表，或者其密度直达的点都已经在该临时聚类簇，该临时聚类簇升级成为聚类簇。剩余的临时聚类簇继续进行相同的合并操作，直到全部临时聚类簇被处理。

DBSCAN 算法通常适合于对较低维度数据进行聚类分析，无须预先确定集群的数量，且不受噪声影响。在图像分隔方面，它可以找到图像样本较密集的部分，将高密度的图像点划分为簇，不受图像点的"噪声"影响。但是，该算法对数据集中密度差异很小的簇、用户设置的参数比较敏感，参数设置的细微不同都会对聚类结果产生巨大的差异。对于高维数据，由于数据维度太多，难以进行聚类操作。

（二）密度最大值算法

MDCA 算法将基于密度的内容融入基于划分的聚类算法中，使用密度而不是初始中心作为考察簇归属情况的依据，从而能够自动确定簇的数量，有效发现任意形状的簇。因此避免了阈值选择不当情况下造成的对象丢弃情况。

MDCA 的基本思路是寻找最高密度的对象和它所在的稠密区域，其算法步骤分为 3 步。

（1）将数据集划分为基本簇，选取数据集中最大密度点 ρ_{max}：

$$\rho_{max} = \left\{ \rho | \rho \in P; \vee q \in P, density(\rho) \geqslant density(q) \right\}$$

按照距离排序得到 $S\rho_{max}$ 序列的对象密度曲线：

$$S\rho_{max} = \left\{ \rho_1, \rho_2, \cdots, \rho_n \mid dist(\rho_{max}, \rho_1) \leqslant dist(\rho_{max}, \rho_2), \cdots, dist(\rho_{max}, \rho_n) \right\}$$

判断序列前 M 个样本数据，如果数据对象密度大于等于密度阈值 $density_0$，那么将当前对象添加到基本簇 C_i 中，如果小于该值，暂时认为该节点为噪声节。删除 C_i 中包含的所有对象，处理余下的数据集，选择最大密度点 ρ'_{max}，并构建基本簇 C_{i+1}。循环操作直到数据集剩余对象的密度均小于 $density_0$。

（2）使用凝聚层次聚类的思想，在所有簇中选择最近的两个节点之间的距离作为簇间距离：

$$dist(C_1, C_2) = \min\left[dist(p, q)\right]; p \in C_1, q \in C_2$$

当两个簇的簇间距离小于给定阈值时，合并这两个簇的结果数据。如果所有簇中没有簇间距小于 $density_0$，则结束合并操作。

（3）处理剩余点，并入距离最近的聚类簇。

MDCA 一般不保留噪声，具有通用性、数据适用性的特点，由于聚类操作全程自动化处理无须人工干预，对未知样本的处理和聚类准确度上优于基于划分的聚类算法，比肩于现有的基于密度的聚类算法。同时，不对噪声点进行保留，避免了由于阈值选择不当而导致大量对象丢弃的情况。因此，该算法被应用于大多数的聚类实践邻域，能有效处理高维数据集、变密度数据集以及文本数据集。

四、基于网格的聚类算法

到目前为止的聚类方法都是基于数据驱动划分数据对象集并且自动，基于网格的聚类算法采用空间驱动的方法，对数据集所在的数据空间进行空间划分。把对象空间划分为有限数目的空间单元，所有的聚类操作都是基于该空间单元内数据对象的统计信息进行的，而非原始的数据对象的统计信息。常见的基于网格的聚类算法有统计信息网络（statistical information grid，STING）算法与子空间聚类算法（clustering in quest，CLIQUE）。

（一）STING 算法

STING 算法是一种基于网格的多分辨率的聚类技术，用分层和递归的方法对数据对象的空间区域进行划分。不同的空间区域对应不同分辨率的矩形单元，并形成一个层次结构，每个高层单元继续被划分为低一层的单元，第 1 层的单元格对应于第 $i-1$ 层的子单元的并集。每个单元格有四个子单元，每个子单元对应于父单元的一个象限。

STING 算法具有运算效率高、时间复杂度低的特点，但其聚类质量受网格结构最底层单元的粒度影响、欠缺对网格单元之间的联系的考量。粒度越大时，运算速度也越快，聚类的质量反而会下降；相反，粒度较小时的速度较慢，但处理的代价会增加。

（二）CLIQUE 算法

CLIQUE 算法是一种类似于 Apriori 算法的子空间聚类方法，该算法通过使用密度阈值来识别数据空间区域中的稠密单元，将满足给定密度阈值的低维单元逐渐合并成高维单元，最后把邻接高维高密度单元合并为簇。

CLIQUE 算法涉及 3 个步骤：①识别包含簇的子空间（密集单元）；②将这些簇合并形成聚类；③生成这些簇的"最小描述"。

CLIQUE 算法结合了基于密度和基于网格的聚类方法，因此能够发现任意形状的簇，并且，能够自动发现含有高密度样本数据所在最高维的子空间，同时处理较大的多维数据集。虽然该算法简洁高效，但对处于不同维度子空间上密度差异较大的簇不敏感，其结果导致准确度可能会降低。

五、基于模型的聚类算法

基于模型的聚类算法为每一个类簇假设了一个模型，在数据集中寻找与假定模型能够达成最佳拟合的簇，这个模型既可以是数据点在空间中的密度分布函数，也可以是通过基于标准的统计来自动求出聚类的数目。基于模型的算法主要包括两类：基于概率方法的模型聚类与基于神经网络方法的模型聚类。

（一）基于概率方法的模型聚类

基于概率方法的模型聚类主要采用了概率生成方法，假定同一类簇中的数据按照同一种概率分布，最经典、最常用的也就是高斯混合模型（gaussian mixture models，GMM），高斯模型即为正态分布，因此 GMM 等同于几个正态分布的叠加。它是一种半参数的密度估计方法，融合了参数估计法和非参数估计法的优点，不局限于特定的概率密度函数的形式，允许一个很通用的函数形式的类别来建立一个更通用的模型。模型的复杂度仅与所求解的问题有关，与数据集的大小无关，能够很好地刻画参数空间中数据的空间分布及其特性。

假设一个包含 n 个数据对象的数据集 $X=\{x_1,x_2,\cdots,x_n\}$，在 d 维空间中的分布不是椭球状，那么单一的高斯密度函数就可能无法很好地描述这些数据点的概率密度函数。此时，假设每个点均由一个单高斯分布生成，则该数据集 X 共由 k（明确）个单高斯模型生成，但不明确具体某个数据属于哪个单高斯模型，每个单高斯模型在混合模型中占的比例也未知，将所有来自不同分布的数据点混在一起，该分布称为高斯混合分布。

从数学上来定义，高斯混合模型主要由均值向量（μ）和协方差矩阵两部分构成，呈现为钟形曲线的概率分布，其概率分布公式为：

$$P(x \mid \theta) = \sum\nolimits_{k=1}^{K} \alpha_k \varnothing(x_j \mid \theta_k)$$

其中，x_j 表示第 j 个观测数据，$j=1,2,\cdots,n$；k 为混合模型中单一高斯模型的数量；a_k 是观测数据属于第 k 个混合模型中的单一模型的概率，$\alpha_k \geqslant 0, \sum\nolimits_{k=1}^{K} \alpha_k = 1$；$\varnothing(x_j \mid \theta_k)$ 是第 k 个子模型的高斯分布密度函数，$\theta_k = (\mu_k, \sigma_k^2)$；服从高斯模型的均值、方差（或协方差）、在混合模型中发生的概率。

（二）基于神经网络方法的模型聚类

基于神经网络方法的模型聚类将每个簇描述为一个样本，样本作为簇的原型不一定对应特定的数据实例和对象。最常见的是自组织特征映射（self-organized maps，SOM）模型，可以保持原始数据的拓扑特征，将高维数据间复杂的非线性统计关系转化为简单的几何关系，把相似的数据分配到同一类。

SOM 是一种无监督的人工神经网络，与传统的神经网络不同，它只有输入层和隐藏层两层结构，依靠神经元之间互相竞争逐步优化网络，使用近邻关系函数维持输入空间的拓扑结构。隐藏层中的一个节点代表一个需要聚成的类，每个输入的样本在隐藏层中都能找到一个与之最匹配的节点，即激活节点，紧接着用随机梯度下降法更新激活节点的参数。同时，距离激活节点较近的点也根据它们距离激活节点的远近而适当地更新参数。所以，SOM 的一个特点是隐藏层的节点具有拓扑关系。在运算过程中，需要确定这个拓扑关系，如果想得到的模型为一维结构，那么将隐藏节点依次连成一条线；如果想要二维的拓扑关系，那么就形成一个平面（图 4-5）。

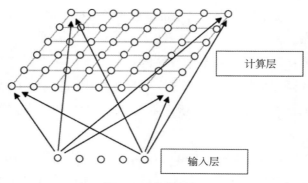

图 4-5　SOM 结构图

SOM 的计算过程，大体分成下面几个部分。

（1）初始化每个节点的权重。每个节点随机初始化自身参数，每个节点的参数个数等同于 Input 的维度。

（2）找到与每一个输入数据最相配的节点。假设输入数据为 D 维，即 $X=\{x_i,i=1,\cdots,D\}$，计算 x_i 与节点之间的相似度，判别函数通常使用欧式距离：

$$d_j\left(X\right)=\sum_{i=1}^{D}\left(x_i-w_{ji}\right)^2$$

（3）找到激活节点 $I(x)$ 之后，更新和它邻近的节点，离节点越近，更新幅度越大；离节点越远，更新幅度越小。令 S_{ij} 表示节点 i 和 j 之间的距离，对于 $I(x)$ 邻近的节点，分配一个更新后的权重：

$$T_{j,I(x)}=\exp\left(-\frac{S_{j,I(x)}^2}{2\sigma^2}\right)$$

（4）更新节点的参数，按照梯度下降法更新：

$$\Delta w_{ji}=\eta\left(t\right).T_{j,I(x)}\left(t\right).\left(x_i-w_{ji}\right)$$

（5）完成一轮迭代，返回第二步，直到收敛。

SOM 具有很高的泛化能力、自稳定性和自联想性，非常适合高维数据的可视化，能够维持输入空间的拓扑结构。其算法输出结果受数据输入顺序和"神经元"质量的影响。

第三节　关联分析

在描述两件或多件事物之间的相关性，或者挖掘大型数据集中潜在的联系时，关联分析是应用最为广泛的数据挖掘分析技术之一。关联用于反映某件事物与其他事物之间相互依存、相互联系的关系，而关联分析是指发现各类数据集中的相关性、关联或因果关系，即倘若两个或多个事件当中存在一定的关联性，则其中一个事件可以依赖其他事件的属性进行预测。主要的做法是通过分析处理不同事件之间的潜在联系和规律，并根据相应的规律对其进行收集和归纳，以关联规则的形式表现出来。

关联规则的应用在一些行业领域十分广泛，如生物信息学、人口普查、医疗诊断、网页挖掘和人类基因组中的蛋白质序列等。在医疗行业的运行过程中，每天都会产生海量、杂乱无章的数据信息，但实际上，这些数据的内在联系十分密切，通过关联规则挖掘分析，可从相关的知识内容中揭示疾病发生、发展规律以及医学诊断、医学图像、症状与用药等某些内在联系，为疾病诊疗及公共卫生健康监测等工作提供一定的帮助。Chatterjee 等采用模糊关联规则挖掘的方法，对 13 个国家的温度、湿度和人口密度因素等社会人口状况与 COVID-19 感染、恢复和死亡之间的联系进行了挖掘分析，通过分析得出了影响因素之间存在的关联性，这些信息有望帮助政府、政策制定者和医疗保健人员实施不同的策略来对抗疫情。

在现代数据挖掘技术中，关联规则挖掘分析属于关键性问题，这一研究方向的提出，国际研究人员都对其开展了深入研究，并在这些年的创新发展中推出了很多关联规则的挖掘算法。包括 Apriori 算法、FP-tree 算法和等价类变换算法。

一、Apriori 算法

Apriori 算法是关联规则挖掘分析中最常用、最经典的算法，利用逐层搜索的迭代方法找出数据库中项集的关系。其核心是分两个阶段对频繁项集进行递归：首先，确定满足最小支持度或最小置信度的所有频繁集；其次，从这些频繁项集中，生成满足最小支持度和最小置信度的强关联规则。在该算法中，项的集合被称为项集，包含项的集合称为项集，满足最小支持度阈值的所有项集称为频繁项集。

Apriori 算法的目标是找到最大的 k 项频繁集，按照核心思想，其算法步骤大体可以分为两步。

第一步：找出所有频繁项集（即项集的支持度必须大于等于给定的最小支持度阈值）。在此步骤中，连接步与剪枝步同步进行、相互融合，最终得到最大频繁项集 L_k。

连接步的目标是找到最大频繁项集 L_k。设定最小支持度阈值的 1 项候选集为 C_1，将小于最小支持度阈值的项集剔除，得到对应的频繁项集 L_1；然后，由频繁项集 L_1 产生对应的两项候选集 C_2，同样剔除小于该阈值的项集得到频繁项集 L_2；L_1 和 L_2 融合产生频繁项集 C_3，剔除小于该阈值的项集得到频繁项集 L_3；后续步骤如前逐步迭代，直到由 L_1 和 L_{k-1} 连接产生 k 项候选集 C_k，剔除小于该阈值的项集得到最大频繁项集 L_k。

剪枝步在整个过程中与连接步紧密连接，在产生候选项 C_k 的过程中，C_k 的计算量可能会很大，为压缩 C_k，可以利用 Apriori 算法的性质：频繁项集的所有非空子集也必须为频繁项集，若该项集不是频繁项集，则其他项集或事务与该项集的并集也不是频繁项集，所以不满足该性质的项集将不会存在于 C_k 中，这个过程就是剪枝，有利于减小搜索空间，简化寻找过程。

第二步：从频繁项集中生成强关联规则。在第一步运算过程中，已经剔除了小于既定最小支持阈值的项集，如果剩余项集又满足了预定的最小置信度阈值，那么就挖掘出了强关联规则。

Apriori 算法采用逐层搜索的迭代方法，算法简单，易于实现，适合事务数据库和稀疏数据集的关联规则挖掘。但在对数据库的扫描过程中，Apriori 算法需要多次扫描数据集，在此过程中可能产生大量的候选项集，而且在频繁项目集长度变大的情况下，会显著提高运算时间成本。

Apriori 算法可以用于挖掘各个领域数据项之间的潜在关系，利用其实现医疗大数据的分析，对医疗大数据的强关联规则进行计算并提取信度，从而确定医疗大数据属性。研究人员根据为 Apriori 算法设置的阈值，对 15 835 例（1.65%）卒中患者和 941 490 例（98.35%）非卒中患者进行统一问卷调查和实验室检查，通过关联分析，得到脑卒中与其高危因素之间有 8 条有意义的联系。在高危因素之间，有 25 条因素之间存在紧密关联。

二、FP-tree 算法

针对 Apriori 算法的性能缺陷，研究学者提出了基于 FP 树生成频繁项集的 FP-tree 算法。该算法在 Apriori 基础上，未使用候选迭代的方式来查找频繁项集，而采用了高级的数据结构，减少扫描次数，大大提升了算法速度和性能。FP-growth 算法只需要进行两次数据库扫描，直接将数据库压缩创建一个频繁模式树实例来表示频繁项，通过这棵树来生成强关联规则。

FP-tree 算法的关键是构造 FP 树的过程，具体算法流程如下。

1. 建立项头表　扫描数据，找出满足支持度计数条件的项，得到所有频繁项集的计数。然后删除支持度低于阈值的项，将 1 项频繁集放入项头表，并按照支持度降序排列。接着第二次扫描数据，将读到的原始数据剔除非频繁 1 项集，并把原始数据每一行按照项头表中支持度降序排列。表 4-1 所设定的事物集合，图 4-6 为该事物合集的项头表。

表 4-1　事物集合

事务	项
T1	A、B、E
T2	B、D、F
T3	B、C
T4	A、B、D
T5	A、B
T6	B、C、G
T7	A、C
T8	A、B、E
T9	A、B、C
T10	A、C

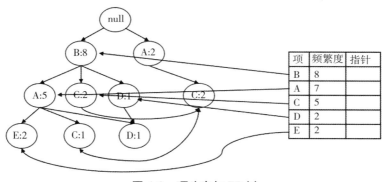

图 4-6　项头表与 FP 树

2. 建立 FP 树　读入排序后的数据集，插入 FP 树，插入时按照排序后的顺序，插入 FP 树中，排序靠前的节点是祖先节点，靠后的是子孙节点。如果有共用的祖先节点，则对应的共用祖先节点计数加 1。插入后，如果有新节点出现，则项头表对应的节点会通过节点链表链接上新节点。直到所有的数据都插入到 FP 树后，FP 树的建立完成。通过 FP 树的构造过程，可见该算法将事务集合的所有事务、频繁度计数满足条件的项以及项之间的关系都压缩到一棵树中。如图 4-6 为构建的 FP 树。

3. 挖掘 FP 树　首先从项头表的底部（倒序）项依次向上，找到项头表项对应的条件模式基。条件模式基即挖掘的节点作为叶子节点所对应的 FP 子树。从条件模式基递归挖掘得到项头表项的频繁项集。

FP-tree 巧妙地运用了树形结构改进 Apriori 算法，提高了运行速度。特别是对于高纬数据集时，该算法执行速度要比 Apriori 算法快两个数量级。虽然在发现频繁集项上更具优势，但算法需要递归生成条件数据库和条件 FP-tree，不仅耗时而且需要更大的内存条件，且算法本身的效率也比较低。Jung 等提出了一种基于 FP-tree 挖掘的慢性病患者决策支持方法。该方法利用 FP-tree 对患者的基本信息数据进行预处理、提取和数据挖掘，通过在基于电子医疗记录的 FP-tree 算法中提取相似的患者信息，为慢性病患者的疼痛相关决策提供测度。

三、等价类变换算法

Apriori 和 FP-growth 算法都是从项集格式的事物中挖掘频繁项集的水平数据结构，等价类变换（Equivalence CLAss Transformation，ECLAT）算法采用垂直数据表示的方法，将数据按照项集存储。在水平数据表示中（表 4-2），数据库的一条事务由事务标识符（TID）和项目（Item）组成。TID 是事务唯一的标识，Item 是数据库中包含在事务中的项集，一条事务可以包含一个或多个项目。垂直数据（表 4-3）格式中的 Items 代表项的名称，而 TID 是包含 Item 的事务的标识符集合，其中，数据库中的每一条记录包括一个项集标识及其所出现过的所有事务记录的列表。

表 4-2　水平数据库

事务 TID	项目 Item
T1	A、B、E
T2	B、D
T3	B、C
T4	A、B、D
T5	A、C
T6	B、C

表 4-3　垂直数据库

项目 Item	事务 TID
A	T1、T4、T5
B	T1、T2、T3、T4
C	T3、T5、T6
D	T2、T4
E	T1

ECLAT 算法最大的特点是倒排思想，也就是生成一个统计每一个项在哪些事务中出现过的倒排表，表中的每一行由项和它对应的 TID 集组成，TID 集即包含此项目的所有事务

的集合。运用该算法挖掘频繁项集的过程如下。

（1）扫描一次数据集，把水平数据转换成垂直数据格式。

（2）设定项集的支持度计数：项集的支持度计数等于项集的 TID 集的长度。

（3）从 $k=1$ 开始，可以根据先验性质，使用频繁 k 项集来构造候选 k+1 项集。

（4）通过取频繁 k 项集的 TID 集的项集，计算对应的 $k+1$ 项集的 TID 集。

（5）循环该过程，每次 k 增加 1，直到不能再找到频繁项集或候选项集。

ECLAT 算法采用了与传统挖掘算法不同的垂直数据表现的方法，只需要扫描两次数据库，降低了挖掘规则的时间成本，提高了运算效率。但是，ECLAT 算法需要通过两个集合的并集产生新的候选集，在运算过程中也没有对产生的候选集进行删减，若项目出现的频率非常高，频繁项集庞大，进行交集操作时会消耗系统大量的内存和时间，影响算法的效率。

第四节　数据降维

近半个世纪以来，随着计算机技术和智能设备的高速发展，现代化数据获取和收集的技术逐渐成熟，金融、医疗、通信和情报等领域的数据不断积累，这些丰富的数据为技术的再度发展提供了支撑，但丰富的数据资源也给数据处理和分析带来了许多难题和挑战，数据维度的增加将会导致"数据灾难"问题。尤其是在图像处理、文本数据和机器学习等领域，大量高分辨率图像数据储存对计算机的硬件储存和运行速度提出了更高的要求，同时使目前的算法性能和效率降低。文本信息一般会被表示成向量空间中的一个特征词向量，在现实世界中，一个普通中等程度的文本用来表示的向量维度就高达几十万维度，而且，目前主流的机器学习方法运用在如此高维的数据的处理技术和算法也不能完全达到理想效果。如何对高位数据进行有效的处理和应用分析，并从数据信息中提取完整提取有效而又合理的简约数据，仍然是工作人需要解决的难题。

在数学定义上，降维问题可以设定如下：给定一个数据集表示为：$n \times D$ 矩阵 X，由 n 个数据向量 $x_i\{i \in (1, 2, \cdots, n)\}$ 组成，维度为 D。本征维度是指数据集 X 中的点位于在 D 维空间中嵌入的维数为 d 的流形上或其附近。降维技术将维度为 D 的数据集 X 转化为维度为 d 的新数据集 Y，同时尽可能保留数据的几何形状。一般情况下，数据流形的几何结构和数据集 X 的本征维度 d 都是未知的。在降维过程中，x_i 表示为高维数据点，x_i 是 D 维数据矩阵 X 的第 i 行，y_i 是 x_i 的低纬数据点，y_i 是 D 维数据矩阵 Y 的第 i 行。因此，降维是一个不适定问题，只能通过假设数据（比如它的内在维度）的某些性质来解决。

在医疗领域，电子病历作为医疗大数据的核心部分，覆盖患者就医的全部过程，数据量大，价值密度低，在数据挖掘过程中存在诸多挑战，影响了数据挖掘过程的效率、数据挖掘结果的准确率和数据挖掘算法的有效性。数据降维可以对高维电子病历数据进行筛选和凝练，从中提取有效的关键特征，用较少的属性特征代替整体数据集，既保留了电子病历数据原始特征，又解决了数据维度过高带来的数据挖掘维度灾难，提高了数据挖掘的效率和分析结果的准确性。

一、随机森林

随机森林（random forest）是基于决策树的集成学习方法，主要通过重抽样技术，从原始数据集中有放回的随机抽取样本形成多个新的数据集，每个新数据集均可构建一个决策树，最后的结果由所有的决策树构成。由于随机森林对数据采取了重抽样技术，故每棵树的数据均是随机的，摆脱了分类树算法训练数据本身所造成的局限性。随机森林对异常值和噪声具有很好的容忍度，被称为当前最好的算法之一。以下是随机森林的生成过程。

（1）生成训练样本 X 和测试样本 T，对训练样本进行 bootstrap 重抽样，生成 k 个新样本集 $\{S_k, k=1,2,\cdots,k\}$

（2）每个新样本集生长为单棵决策树，每棵树的节点处均为从 M 个特征中随机抽取的 m（$m < M$）个特征作为当前节点的分裂特征集合。按照不纯度最小的原则，在每个节点处于 m 个特征中找出符合要求的特征进行分裂，重复这个动作，直到决策树无法再分裂为止，在整个过程中 m 保持恒定。其中不纯度采用残差平方和，计算如下：

$$deviance_{(N)} = \sum_{i=1}^{N}\left(y_i - \bar{y}\right)^2$$

式中，y_i 为第 i 类在一个节点处的值；$\bar{y}$ 为平均值。

（3）对于一个新的观测数据，随机森林采用平均值确定预测值，即所有树的预测结果取平均后，即为该观测值的预测。

$$H_{(x)} = \frac{1}{k}\sum_{i=1}^{k}h_i\left(x\right)$$

式中，$H_{(x)}$ 为分类结果；$h_i\left(x\right)$ 为单棵决策树的预测结果；k 为决策树数目。模型的输出结果为一套评价方法，使得每一个预测值都有确定的标签。

与其他数据降维的方法相比，随机森林具有较高的准确性；能直接处理高维度的样本数据，而无须对样本数据单独进行降维处理；对样本数据的容纳性较强，能处理大数据的分类预测问题；能在内部获取生成的无偏误差。

二、递归特征消除

递归特征消除（recursive feature elimination）是一种常用的特征选择方法。通过递归特征消除生成具有相应精度的特征和候选子集的排序。它由 Guyon 等引入，首先被用于癌症分类中最佳基因亚群的选择，后来被广泛应用于其他领域，如 DNA 微阵列研究、毒性研究、图像分类研究等。递归特征消除通常与许多分类算法，如支持向量机，随机森林等一起使用，以构建更高效的分类器。

支持向量机是以最大化分类间隔为目标构建最优超平面，实现样本准确分类，以下是基于支持向量机递归特征消除的具体算法。

对于 n 个训练样本 $x=(x_i,y_i)$，$i=1,2,\cdots,n$，其中 $x_i \in R^m$，$y_i \in \{1,-1\}$ 为类别标签。对于样本线性可分，满足约束条件的目标函数表示为：

$$min\left(\frac{1}{2}\|\omega\|^2 + C\sum_{i=1}^{n}\xi_i\right)$$

$$y_i(\omega^t x_i + b) \geqslant 1-\xi_i, i=1,2,\cdots,n$$

在处理非线性高维模式识别问题中，支持向量机通过核函数 $K(x_i \cdot x_j)$ 映射到高维空间寻找最优分类面，实现线性可分，最终，支持向量机通过二次规划和拉格朗日对偶定理计算判别函数：

$$f_{(x)} = sgn(\omega \cdot x + b) = sgn\left\{\sum_{i=1}^{n}\alpha_i y_i K(x_i,x) + b\right\}$$

基于支持向量机递归特征消除采用线性核函数，排序系数可定义为：

$$Rank_{(i)} = w_i^2, \ w_i = \sum_{i=1}^{n}\alpha_i y_i x_i^2$$

由上式可知，权值 w 是 $\alpha \neq 0$ 时支持向量的线性组合，权值越大，意味着该特征包含的分类信息越多。该算法本质是启发式搜索策略的封装式基因选择算法，通过支持向量机建模过程中权重系数给出特征排序，并删除排名较低的特征，然后不断迭代，对保留的特征重新进行支持向量机建模和特征权重排序，直至最后一个特征。

基于随机森林递归特征消除的特征选择方法，通过计算模型的均方根误差值确定最优子集，该特征选择方法选择过程包括输入和输出过程。

（1）输入：训练数据集 F（n 个样本，p 个特征），类标签（n，1）。

（2）初始特征集合 F_x 为原始数据集，最优特征集合 F_y 为空，最优特征子集均方根误差值为 R_x。

（3）由 F_x 经过 bootstrap 重采样生成决策树建立随机森林分类模型，经过投票得到最终分类结果；计算均方根误差值 R_x，并且按照特征评分数的绝对值 $|C|$ 降序排列。其中，第 i 个特征的特征评分分数计算公式为：

$$c_i = w_i^2$$

（4）删除子集 F_x 中排名靠后的特征 F_i，直到特征集合 F_x 为空。若特征子集 F_y 的均方根误差值 R_y 小于 R_x，那么 $R_y=R_x$，否则执行第二步和第三步。

（5）输出：最优特征子集 F_y。

基于随机森林递归特征消除算法的流程如图 4-7 所示。

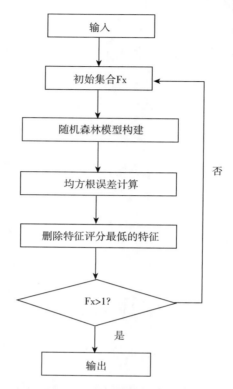

图 4-7　基于随机森林递归特征消除算法流程

三、主成分分析

主成分分析（principal component analysis，PCA）是一种对数据样本中的信息进行处理、压缩和抽提的方法。它基于目标统计特性的最佳正交变换，将相关采样变量转换为新的分量正交或线性不相关采样变量，在原有的维特征的基础上重新构造维特征。k 维是全新的正交变量，类似于原始变量，因此被称为主成分（principal component，PC）。主成分分析对信息衡量的标准是数据的方差值：方差越大，它所包含的关键信息就越多；方差越小，包含的信息就越少。

PCA 的工作原理是从原始的空间中顺序地找一组相互正交的坐标轴，新的坐标轴的选择与数据本身密切相关。其中，第一个新坐标轴选取的是原始数据中方差最大的方向，第二个新坐标轴选取的是与第一个坐标轴正交的平面中使得方差方向最大的，第三个轴是与第一、二个轴正交的平面中方差最大的。依次类推，可以得到 n 个这样的坐标轴。通过这种方式获得的新的坐标轴，大部分方差都包含在前面 k 个坐标轴中，后面的坐标轴所含的方差几乎为 0。忽略余下的坐标轴，只保留前面 k 个含有绝大部分方差的坐标轴，相当于只保留包含绝大部分方差的维度特征，而忽略包含方差几乎为 0 的特征维度，从而实现对数据特征的降维处理。

方差是各个样本与样本均值的差的平方和的均值：

$$S^2 = \frac{\sum_{i=1}^{n} \left(X_i - \overline{X} \right)^2}{n-1}$$

协方差代表着两个变量之间的线性相关程度。其公式如下：

$$cov\left(X, Y \right) = \frac{\sum_{i=1}^{n} \left(X_i - \overline{X} \right)\left(Y_i - \overline{Y} \right)}{n-1}$$

如果两个变量的协方差为 0，则统计学上认为二者无线性相关。如果协方差大于 0 表示正相关，小于 0 表示负相关。当协方差大于 0 时，一个变量增大时，另一个变量也会增大。当协方差小于 0 时，一个变量增大时，另一个变量会减小。

协方差矩阵由数据集中两两变量的协方差组成：

$$R_X = cov\left(X_i, X_j \right)$$

其中，矩阵的第 i,j 个元素是数据集中第 i 和第 j 个元素的协方差。

矩阵的主成分是其协方差矩阵的特征向量，按照对应的特征值大小排序。特征向量是一个矩阵的满足如下公式的非零向量：

$$A\vec{v} = \lambda\vec{v}$$

其中，$\vec{v}$ 是特征向量，A 是方阵，λ 是特征值。经过 A 变换之后，特征向量的方向保持不变，只是其大小发生了特征值倍数的变化。最大的特征值就是第一主成分，第二大特征值就是第二主成分，以此类推。

通过主成分分析，原先高维的医疗卫生数据集可以根据需要进行降维，提取数据中相对影响较大的主要的那部分特征，有利于提高后续数据挖掘的质量。

四、局部线性嵌入

局部线性嵌入（locally linear embedding，LLE）是一种局部降维技术，属于流形学习的一种，流形相当于高维空间的一个不闭合的曲面。流形曲面有的数据分布比较均匀，有些数据比较稠密。流形学习降维则是在不破坏高维空间中局部结构的前提下，将流形从高维到低维的降维过程，在降维的过程中保留了原来的高维的一些结构特征。LLE 通过构造数据点的图表示，试图只保留数据的局部属性。将数据点转换为其最近邻的线性组合来构造数据流形的局部属性。在数据的低维表示中，LLE 尽量保留线性组合中的重构权重。LLE 通

过将数据点写成其 k 个最近邻点的线性组合 w_i（所谓的重构权重）来描述数据点 x_i 周围流形的局部性质。因此，LLE 通过数据点 x_i 及其最近邻拟合一个超平面，从而假设流形是局部线性的。局部线性假设意味着数据点 x_i 的重 w_i 建权重对平移、旋转和缩放具有不变性。由于对这些变换的不变性，超平面到低维空间的任何线性映射都保留了低维空间中的重构权重。换句话说，如果低维数据表示保持了流形的局部几何结构，那么在高维数据表示中从其近邻重构数据点 x_i 的重构权重 w_i 也可以从低维数据表示中从其近邻重构数据点 y_i。

假设这个流形结构在较小的局部满足线性关系，也就是说，某一个数据样本可以由它局部中的其他几个样本来线性表示。假设有一个样本 x_i，利用 k 近思想找到和它最近的三个样本 x_1、x_2、x_3，则可用公式表示为：

$$x_1 = w_{12}x_2 + w_{13}x_3 + w_{14}x_4$$

式中，w_{12}、w_{13}、w_{14} 为权重系数。在降维之后，这些样本在低维空间对应的投影也能保持同样的线性关系，y 是 x 在低维上的投影，即：

$$y_1 = w_{12}y_2 + w_{13}y_3 + w_{14}y_4$$

在投影前后，线性关系的权重系数 w_{12}、w_{13}、w_{14} 是尽量不变或变化最小。

综上，LLE 的算法思想是：在高维空间中求出权重系数，然后保持权重系数不变，计算出高维样本在低维的投影，使其能满足以上关系。由于线性关系只在样本附近发挥作用，因此，与选定样本距离较远的数据样本不会对局部的线性关系产生影响，从而显著降低了降维的复杂度。

LLE 算法步骤主要分为如下 3 步。步骤 1. 求 k 近邻值，该过程使用与 k 邻近算法相同的思想求得最近邻；步骤 2. 对每个样本求它在邻域里的 k 个近邻的线性关系，得到线性关系权重系数 w；步骤 3. 利用权重系数 w 在低维空间里重构样本数据。

与传统的 PCA、DA 等以样本方差为衡量标准的降维方法相比，LLE 更关注降维时保持样本局部的线性特征。由于 LLE 在降维时保持了样本的局部特征，可以学习任意维的局部线性的低维流形，具有计算复杂度较小、简易的优势，因此被广泛用于图像识别、高维数据可视化等领域。不过，该算法对最近邻样本数的选择敏感，不同的最近邻数对最后的降维结果有很大影响。

五、t- 随机邻近嵌入

t- 随机邻近嵌入（t-distributed stochastic neighbor embedding，t-SNE）是一种将高纬数据可视化和降维的强大技术。在形式上类似于 PCA，根本不同之处在于：PCA 主要用于数据处理，即 PCA 在实现数据降维的同时，也实现了噪声去除；而 t-SNE 主要用于数据展示，即将不能可视化的多维数据降维到低维，进行数据可视化展示。另外，PCA 是对高维数据的线性降维处理，可对新的测试数据进行同样的降维处理；而 t-SNE 是非线性的降维技术，不能对新的测试数据进行同样的降维处理。

　　t–SNE 使用了一种基于概率的方法来测量高维数据点之间的相似度，并在低维空间中尽量保持这些相似度。该方法是一个特殊的概率分布（ t 分布），能够有效地处理高维数据中的异常值，并在低维空间中生成更好的聚类效果，同时对于远离的数据点，它会赋予较大的权重，可以在低维空间中更好地展示数据的结构。t–SNE 的算法步骤如下。

　　（1）计算高维空间中数据点之间的相似度。t–SNE 会为每个数据点计算一个概率分布，表示它与其他数据点的相似度。可以将这个概率分布看作是一种"邻居关系"。

　　（2）在低维空间中为每个数据点找到一个新的位置，并计算低维空间中数据点之间的相似度。t–SNE 同样会为低维空间中的每个数据点计算一个概率分布。

　　（3）最小化高维空间和低维空间中概率分布之间的差异。t–SNE 采用一种名为 KL 散度（Kullback–Leibler divergence）的优化方法来衡量这两个概率分布之间的差异，并通过梯度下降等算法来最小化这个差异。通过这种方式，t–SNE 可以使得低维空间中的数据点分布尽量保持高维空间中的相似关系。

　　自从 t–SNE 算法被提出以来，许多研究人员都发现它是一种非常有效的方法，该算法能有效保留高维数据中的局部结构，有效地将复杂的数据集投影到 2D 或 3D 平面上，同时尽可能保留原始高维空间中数据的局部结构，将高维数据可视化展示，并能清晰地显示复杂数据集中不同类别和簇之间的关系。因此，被工程师们广泛应用于各种领域，如生物信息学、图像处理、自然语言处理和社交网络分析等。然而，对于大规模数据集，t–SNE 的计算复杂度较高，可能需要较长的计算时间。此外，t–SNE 方法没有提供将新数据点映射到相应的低维表示的内置方法，因此它几乎不用于分类或回归任务。

六、最近邻算法

　　K– 最近邻算法（K–nearest neighbors，KNN）是根据与输入样本距离最近的 k 个训练样本的类标判断输入样本的类别，因此，可根据输入样本所处区域内不同类别样本比例预测其类标。主要用于分类的非参数统计方法，是一种易于理解和实现的分类算法，具有准确度高、精度高、对异常样本不敏感的优点。K– 最近邻算法的原理是将给定的测试样本与训练样本进行比较，找到与该测试样本最为相似的 k 个训练样本，再根据投票原则确定该测试样本的类别。其算法如下。

　　假设训练样本集 $T = \left\{ x_i \in R^d \right\}_{i=1}^{N}$ 是由个特征维数为 d 的训练样本组成的数据集，且其任意训练样本 x_i 的对应类标签为 c_i。针对测试样本 x_t，K– 最近邻算法以如下方式获得其未知的类标签 c_t。

　　步骤 1：在训练样本集中找到与测试样本 x_t 距离最近的 k 个样本，记作近邻子集 $\overline{T} = \left\{ x_i^{NN}, c_i^{NN} \right\}_{i=1}^{k}$ ，其中测试样本 x_t 与训练样本集 T 中第 i 个训练样本 x_i 之间的距离由欧式距离度量：

$$d_{(x_t,x_i)} = \sqrt{(x_t - x_i)(x_t - x_i)^T}$$

步骤 2：依据少数服从多数的投票原则从 k 近邻子集 $\overline{T}$ 中选出最具代表性的类标签（邻近样本集中样本数目最多的类）作为测试样本 x_t 的类标签 c_t：

$$c_t = arg\ max \sum \delta_{(c=c_i^{NN})}, c_{(x_i^{NN},c_i^{NN})} \in \overline{T}$$

$$\delta_{(c=c_i^{NN})} = \begin{cases} 1\ c = c_i^{NN} \\ 0\ c \neq c_i^{NN} \end{cases}$$

式中，c 是样本的类标签，c_i^{NN} 是近邻子集 $\overline{T}$ 中的第 i 个样本 c_i^{NN} 的类标签。

有研究使用 K– 最近邻算法结合医学影像资料构建模型，用于阿尔茨海默病患者的早期识别及诊断。结果表明模型对患者的鉴别有较好的性能，为神经影像学数据分析提供了新的视角，为不同情况下阿尔茨海默病的临床识别和诊断提供了丰富的理论依据，有助于患者的早期诊断和识别，可以极大地减轻患者的疾病负担。Mandrell 等将 K– 最近邻算法应用于 MIA PaCa–2 人胰腺癌细胞系的拉曼光谱，以区分肿瘤再生细胞（TRCs）和亲代对照细胞，并帮助识别分子特征。结果显示模型正确区分肿瘤再生细胞（TRCs）和亲代对照细胞的准确率达 98%。该研究中，K– 邻近算法不仅用于分类，同时降低了数据的总体维度，并指导研究人员在使用不同方法观察细胞内生物学时获得正确的信息。

第五章
医院传染病监测预警建模技术

传染病监测是指长期、持续、系统地收集人群中传染病的发生、发展、分布及其影响因素的数据和信息。经过科学的分析和解读，将获得的信息及时发送、报告和反馈给相关部门和机构，以指导制订、完善、采取和评估相应的措施。另一方面，传染病预警是在传染病监测的基础上，在传染病暴发或流行之前，或在发生的早期阶段，通过发出预警信号，对潜在的传染病暴发或流行风险或其发生的可能扩大进行提示。实施传染病监测和预警系统是预防和控制传染病的一个重要组成部分。

自 2004 年以来，中国一直在发展染病监测和预警信息系统，其中包括一个基于互联网的直报系统（national notifiable infectious diseases reporting information system，NIDRIS），涵盖 39 种传染病，该系统可以完成全国范围内的传染病直报，实现"纵向到底，横向到边"。2008 年 4 月在全国范围内实施了传染病自动预警和反应系统（China infectious diseases automated-alert and response system，CIDARS）。CIDARS 是基于 NIDRIS 系统中报告的传染病数据而建立的自动预警模型和预警响应机制。它实现了对 39 种传染病的监测数据的自动分析、时空聚集的实时识别、预警信号的传递和响应结果的实时跟踪。与早期较为传统的手工填写传染病报告单并邮寄给疾病预防控制中心的落后监测方式相比，中国的传染病监测预警信息系统有了巨大的进步。然而，随着全球经济的快速发展，各国之间的贸易往来频繁，这给传染病监测预警信息系统带来了很大的冲击。由于新发传染病快速传播的特点，传染病监测预警系统要快速识别预警信号，有效监测传染病是非常困难的。中国目前传染病监测系统的监测数据来源有限，数据采集的自动化程度不高，预警系统速度缓慢。在目前的社会发展阶段，已经无法满足新发突发传染病早期预警的需求。

大数据时代已经到来，人工智能在生活的各个领域蓬勃发展，大数据在公共卫生领域也有广泛的潜在应用。最近的一项研究使用无监督机器学习和其他方法对互联网搜索引擎数据、社交媒体数据，以及美国、英国和澳大利亚等 8 个国家的新型冠状病毒感染流行水平的信息进行建模和分析。研究发现，两者之间存在相关性，基于搜索引擎的疫情相关关键词频率和社交媒体大数据预测模型可以用来预测社交媒体中的疫情。研究发现，疫情在不断增长，并且 COVID-19 有增加确诊病例、死亡病例的趋势。对由蚊虫传染的疾病如登革热来说，白纹伊蚊等媒介的密度及其带菌量都与其紧密联系在一起。另外，环境温度、降水量、日照时间等气象因素对蚊媒的种群数量也有一定的影响。登革热疫情的预警研究可以通过将这些变量与机器学习和其他建模算法相结合来实现及时预警。Kesorn等根据埃及伊蚊虫的登革热感染率数据，以支持向量机（support vector machine，SVM）为基础，预测了登革热的发病率，并适时制订了防控对策，以预防和控制登革热的传播。为了建立能够提前数周准确预测登革热暴发的模型，Buczak等使用数据挖掘技术从韩国、菲律宾和秘鲁的流行病学、社会经济、环境和气候数据中提取关联规则。高准确率和及时的预警信号预测了登革热和疟疾等传染病的高发。为了识别基于症状的潜在新发传染病风险，Lim等将社交媒体数据中与疾病相关的关键词与无监督的机器学习方法相结合。这些关键词包括用户的症状表达、身体部位和疼痛位置。

上述案例使用数据挖掘和机器学习等技术为传染病建模。

数据挖掘，既使用描述性算法，也使用预测性算法，是研究大量数据以发现新的联系、趋势和有意义的模式的行为。虽然后者可用于预测或分类，但前者可用于寻找数据中的联系、聚合和其他关系。关联分析、聚类分析、分类和预测及可视化分析是公共卫生领域的主要数据挖掘方法。为了快速有效地挖掘出隐藏在监测数据背后的信息和规律，这类技术方法可用于大规模临床和非临床医疗数据的深度挖掘，文本和网络信息的可视化，时空和其他多维数据的挖掘。

机器学习是一个多学科领域，是指通过计算机对已经存在的大规模数据进行分析，并推出某种模型进行预测，强调有效的计算算法。根据学习方法，这些算法可以分为监督学习和无监督学习。常用算法包括贝叶斯、深度学习、支持向量机、决策树、随机森林和人工神经网络。机器学习可以充分提取大数据中的准确信息，用历史数据和实时数据拟合数学模型，弥补传统监测数据中的观察偏差和漏报现象，从而解决了传统模型参数不精确、难以将疫情动态的时间变化考虑进去等问题，从而提升了对传染病的预警效果。

大数据分析以数据处理为中心。随着数据规模的不断扩大，数据结构的不断变化，现有的数据存储模式、处理架构及分析方法已成为制约大数据发展的瓶颈。云计算和云存储等新技术的兴起，极大地改变了大数据的处理方式。将大数据和云计算结合起来，能够对这些数据之间的关联性进行快速分析，并从中发现规律。然后，将人工智能、机器学习、深度学习、云存储等技术相结合，构建出一种可以灵活处理、高效分析、整合数据并具备学习能力的新型智能预警模型。这样，就可以实现对这些数据精确、及时的分析和利用，从而更好地对传染病进行监测和预警。

第一节　前馈神经网络

前馈神经网络（feedforward neural network，FNN）是一种人工神经网络，其中节点之间的连接没有形成循环。与递归神经网络不同，前馈网络的信息总是单向传递，不会回溯。

前馈神经网络是设计最早也是最简单的人工神经网络之一。在该网络中，信息只能从输入节点向前传递，经过隐藏节点最终到达输出节点，网络中不存在循环或环路的连接。

一、基本概念

在前馈神经网络中，神经元被组织成不同的层级。每一层的神经元接收来自前一层神经元的输入，并生成输出传递到下一层。第 0 层被称为输入层，最后一层被称为输出层，而中间的层被称为隐藏层。整个网络没有反馈连接，信号从输入层向输出层单向传播，可以用一个有向无环图表示这种结构（图 5-1）。

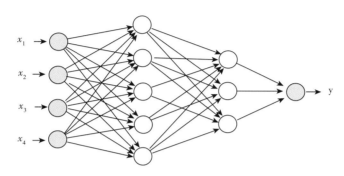

图 5-1　前馈神经网络示意图

本章用到的记号及含义见表 5-1。

表 5-1　本章用到的记号及含义

记号	含义
l	神经网络的层数
M_l	第 l 层神经元的个数
$f_l(\cdot)$	第 l 层神经元的激活函数
$W^{(l)} \in \mathbb{R}^{M_l \times M_{l-1}}$	第 l-1 层到第 l 层的权重矩阵
$\boldsymbol{b}^{(l)} \in \mathbb{R}^{M_l}$	第 l-1 层到第 l 层的偏置
$z^{(l)} \in \mathbb{R}^{M_l}$	第 l 层神经元的净输入（净活性值）
$\alpha^{(l)} \in \mathbb{R}^{M_l}$	第 l 层神经元的输出（活性值）

令 $\boldsymbol{a}(0)=\boldsymbol{x}$，前馈神经网络通过不断迭代下面公式进行信息传播：

$$z^{(l)} = W^{(l)} \boldsymbol{a}^{(l-1)} + \boldsymbol{b}^{(l)}$$

$$\boldsymbol{a}^{(l)} = f_l\left(z^{(l)}\right)$$

首先根据第 l-1 层神经元的活性值（activation）a（l-1）计算出第 l 层神经元的净活性值（net activation）z（l），然后经过一个激活函数得到第 l 层神经元的活性值。因此，也可以把每个神经层看作一个仿射变换（affine transformation）和一个非线性变换。

这样，前馈神经网络可以通过逐层的信息传递，得到网络最后的输出 a（L）。整个网络可以看作一个复合函数 ϕ（$\boldsymbol{x};W, \boldsymbol{b}$），将向量 $\boldsymbol{x}$ 作为第 1 层的输入 a（0），将第 L 层的输出 a（L）作为整个函数的输出。

$$\mathbf{x} = \mathbf{a}^{(0)} \to \mathbf{z}^{(1)} \to \mathbf{a}^{(1)} \to \mathbf{z}^{(2)} \to \cdots \to \mathbf{a}^{(L-1)} \to \mathbf{z}^{(L)} \to \mathbf{a}^{(L)} = \phi(x; W, \boldsymbol{b})$$

其中，W、$\boldsymbol{b}$ 表示网络中所有层的连接权重和偏置。

二、基本原理

（一）通用近似定理

通用近似定理指出，如果一个前馈神经网络具有线性输出层和至少一层隐藏层，并且给予足够数量的神经元，它可以以足够高的精度逼近任意在 R^n 上的连续函数的紧子集（compact subset）。

该定理适用于具有"挤压"性质的函数，例如 Sigmoid 函数等有界函数，同时也适用于其他类型的激活函数，如 ReLU 函数。

然而，通用近似定理仅仅说明了神经网络的计算能力可以逼近给定的连续函数，但没有提供如何找到这样一个网络以及是否是最优的方法。此外，在机器学习中应用时，通常并不知道真实的映射函数，因此需要通过经验风险最小化和正则化等方法来学习网络的参数。由于神经网络的强大表达能力，存在过拟合的风险，即在训练集上表现很好，但在未见过的数据上表现较差。

（二）应用到机器学习

多层前馈神经网络可以被看作是一种特征转换方法，它的输出 ϕ（$\boldsymbol{x}$）作为分类器的输入进行分类。特别地，当分类器 g（·）是 Logistic 回归分类器或 Softmax 回归分类器时，它也可以被看作是网络的最后一层，即神经网络直接输出不同类别的条件概率 p（$y|\boldsymbol{x}$）。

对于二分类问题 $y \in \{0, 1\}$，采用 Logistic 回归时，Logistic 回归分类器可以被看作是神经网络的最后一层。这意味着网络的最后一层只有一个神经元，并且它的激活函数是 Logistic 函数。网络的输出可以直接作为类别 $y=1$ 的条件概率。

对于多分类问题 $y \in \{1, \cdots, C\}$，如果使用 Softmax 回归分类器，相当于将网络的最后一层设置为 C 个神经元，它们的激活函数是 Softmax 函数。网络最后一层（第 L 层）的输出可以作为每个类别的条件概率。

因此，多层前馈神经网络可以在特征转换的同时充当分类器，直接输出类别的条件概率。

（三）参数学习

给定训练集为 $D=\{(\boldsymbol{x}^{(n)}, y^{(n)})\}_{n=1}^{N}$，将每个样本 $\boldsymbol{x}^{(n)}$ 输入给前馈神经网络，得到网络输出为 $\hat{\boldsymbol{y}}^{(n)}$，其在数据集 D 上的结构化风险函数为

$$\mathcal{R}(\boldsymbol{W}, \boldsymbol{b}) = \frac{1}{N} \sum_{n=1}^{N} \mathcal{L}(\mathbf{y}^{(n)}, \hat{\mathbf{y}}^{(n)}) + \frac{1}{2} \lambda \parallel \boldsymbol{W} \parallel_{F}^{2}$$

有了学习准则和训练样本，网络参数可以通过梯度下降法来进行学习。在梯度下降方法的每次迭代中，第 l 层的参数 $\boldsymbol{W}^{(l)}$ 和 $\boldsymbol{b}^{(l)}$ 参数更新方式为：

$$\boldsymbol{W}^{(l)} \leftarrow \boldsymbol{W}^{(l)} - \alpha \frac{\partial \mathcal{R}(\boldsymbol{W}, \boldsymbol{b})}{\partial^{(l)}}$$

$$= W^{(l)} - \alpha \left(\frac{1}{N} \sum_{n=1}^{N} \left(\frac{\partial \mathcal{L}(y^{(n)}, y^{(n)})}{\partial W^{(l)}} \right) + \lambda \boldsymbol{W}^{(l)} \right)$$

$$\boldsymbol{b}^{(l)} \leftarrow \boldsymbol{b}^{(l)} - \alpha \frac{\partial \mathcal{R}(\boldsymbol{W}, \boldsymbol{b})}{\partial \boldsymbol{b}^{(l)}}$$

$$= b^{(l)} - \alpha \left(\frac{1}{N} \sum_{n=1}^{N} \frac{\partial \mathcal{L}(y^{(n)}, \hat{y}^{(n)})}{\partial b^{(l)}} \right)$$

三、应用

有学者针对医疗诊断报告的结构化处理和甲状腺疾病的辅助诊断进行了分析。他们提出了一套针对不规范的医疗诊断报告的结构化处理方案，并以安徽省合肥市某大型三甲医院的甲状腺结节超声诊断报告文本作为数据源。

根据这些数据的特点，他们构建了一个基于自定义专业词典的特征提取框架，以从超声诊断报告文本中提取 5 项超声特征。在这个基础上，他们分别使用了向传播神经网络（BPNN）和径向基函数神经网络（RBFNN）这两种成熟的前馈神经网络模型，建立了甲状腺结节的辅助诊断模型。

这些模型旨在从良恶属性预测和医生诊断预测两个方面进行甲状腺结节的辅助诊断研究。通过对医疗文本的结构化处理和特征提取，结合神经网络模型的训练和预测，该研究有望提供辅助医生进行甲状腺结节诊断的工具和方法，以提高诊断的准确性和效率。

第二节　卷积神经网络

在视觉图像处理和分析方面，卷积神经网络（CNN 或 ConvNet）是一种受欢迎的深度神经网络模型。其基本假设可以与 Hubel 和 Wiesel 在 1962 年对大脑视觉皮质的研究联系起来，该研究揭示了视觉神经元细胞的"感知野"过程。2012 年，Alex Krizhevsky 及其同事提出了 AlexNet 深度神经网络模型，该模型引入了一种新颖的深度结构和 Dropout 机制，成功将 ImageNet 图像识别测试中的错误率从 26% 降低到 15%。此后，基于 CNN 的算法在各个领域得到了广泛应用，特别是在视觉图像处理方面。

自 2015 年以来，CNN 在医学成像领域的应用迅速扩展，取得了显著成果，包括解剖结构和病变区域的识别、图像增强和对齐、图像融合等方面。CNN 能够根据多层卷积提取的高级空间模式对输入图像进行分割，这使得它在人眼难以检测和识别的位置有很好的表现。在医学辅助诊断方面，基于 CNN 的主流模型表现出色。

CNN 本质上是一种前馈神经网络，它整合了卷积处理并具有深度结构。它们的设计灵感来源于生物的"感知野"机制。在图像处理中，传统神经网络的全连接层具有过多的参数，难以提取局部不变的特征，而 CNN 通常由卷积层、池化层和全连接层交叉堆叠而成。卷积层中的概念受到视觉神经细胞的"感知野"启发。通过稀疏连接和权重共享的方式，CNN 能够减少参数数量，更容易从大量数据中总结出模式，并更符合图像信号的特性。

一、基本概念

卷积神经网络（convolutional neural network，CNN）是前馈神经网络的一个子类，具有深度结构和卷积计算。生物学上的感受野（receptive field）机制提出了卷积神经网络。为了处理具有网格状布局数据的神经网络，卷积神经网络应运而生。图像和时间序列数据是两个例子，时间序列数据可以被看作是通过在时间轴上频繁取样而形成的一维网格（可以认为是像素的二维网格）。

二、基本原理

与传统神经网络主要是点对点连接层不同，CNN 有一个卷积层和一个池化层。卷积和池化的概念描述如下。

（一）卷积

设 $f(x)$ 和 $g(x)$ 是 R 上两个可积函数。作积分：

$$\int_{-\infty}^{\infty} f(\tau) g(x-\tau) d\tau$$

可以证明上述积分实际上对每个 $x \in (-\infty, \infty)$ 都存在。因此，这个积分为连续卷积定义了一个新的函数 $h(x)$，它被称为函数 f 和 g 的卷积，表示为 $h(x)=(f*g)(x)$。其物理意义在于，系统在任何时候的输出都是几个输入的协调作用（叠加）的结果。

相反，对于离散卷积，以整数集为例，对于定义在整数 Z 上的函数 f 和 g，卷积的定义如下：

$$(f*g)[n]\overset{def}{=\!=}\sum_{m=-\infty}^{\infty}f[m]g[n-m]$$

$$=\sum_{m=-\infty}^{\infty}f[n-m]g[m]$$

由于 $g(n)$ 的集合有一个有限的长度 M，所以上述方程成为一个有限的和。

$$(f*g)[n]=\sum_{m=1}^{M}f[n-m]g[m]$$

在实际应用（如信号处理或图像处理）中，一般考虑离散序列的情况，经常使用一维或二维卷积。

1.一维卷积 一维卷积经常应用于信号处理中的信号延迟累积计算。以 3 个元素的信号为例：$f(n)=[1\ 2\ 3]$，$g(m)=[2\ 3\ 1]$，$c(n)=f(n)\times g(m)$ 为卷积结果序列，具体计算过程如下：

$c(0)=f(0)g(0-0)+f(1)g(0-1)+f(2)g(0-2)=1\times2+2\times0+3\times0=2$

$c(1)=f(0)g(1-0)+f(1)g(1-1)+f(2)g(1-2)=1\times3+2\times2+3\times0=7$

$c(2)=f(0)g(2-0)+f(1)g(2-1)+f(2)g(2-2)=13$

同理计算出 $c(3)=11$，$c(4)=3$，最终得到结果 $c(n)=[2\ 7\ 13\ 11\ 3]$。

例子中的卷积类似于反转掩码 $g(m)$，它在信号处理中也被称为滤波器或卷积核，并将其转化为对信号 $f(n)$ 的求和。一般来说，滤波器的长度要比信号序列的长度小得多，不同的滤波器可以用来从信号序列中提取不同的特征。至关重要的是要记住，序列的长度和 g 序列的长度不需要相同。

在这种情况下，信号序列 $f(n)$ 的两端不会被填满，因为滤波器在计算过程中是一帧一帧地滑动，在计算过程中每次滑动滤波器 1 格，且没有对信号序列 $f(n)$ 的两端进行填充，这里引入滤波器滑动步长和零填充的概念。

（1）步长（stride）：指卷积核在滑动时的时间间隔。图 a 是步长为 2，不填充；图 b 是步长为 1，填充 0 的等宽卷积。卷积步长为 2，可以看成是步长为 1 状况下的输出隔两个取一个，当然这也就是步长的概念。默认情况下步长是 1。使用等宽卷积时，步长为 2 的一维卷积会使得输出长度是输入的一半（图 5-2）。

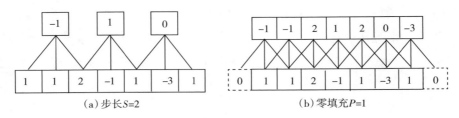

（a）步长S=2   （b）零填充P=1

图 5-2　卷积步长

（2）零填充：在输入向量两端进行补零。

本例中步长 $S=1$ ，零填充 $P=0$ ；若 $P=1$ ，只需在滑动计算前对信号序列 $f(n)$ 的两端各补充一个 0，再正常运算即可。

一维卷积的输入是一个向量和一个卷积核，输出也是一个向量（图 5-3）。通常状况下，输入向量长度远大于卷积核的长度。输出向量的长度取决于卷积操作的填充方案，等宽卷积的输出向量和输入的向量长度相等。卷积核的长度通常是奇数，这是为了对称设计的。

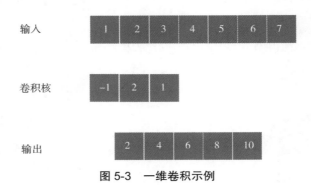

图 5-3　一维卷积示例

注意相乘的顺序是相反的，这是卷积的定义决定的。输出长度是 7，卷积核长度是 3，输出的长度是 7-3+1=5。也就是说这里的卷积操作若输入长度是 m ，卷积核长度是 n ，则输出长度是 $m-n+1$ 。这样的卷积就叫窄卷积。

等宽卷积就是在输入两边各填充 $(n-1)/2$ ，最终输出长度是 $m+(n-1)/2×2-n+1=m$ 。填充元素可以是 0，也可以和边缘一样，也可以是镜像。

填充 0 后的输入为：012345670。

重复边缘填充后为：112345677。

镜像填充后为：212345676。

2. 二维卷积　卷积操作也经常应用于图像处理中，简单的灰度图像可以看作二维矩阵，因此需要将一维卷积进行扩展，进行二维卷积。

给定一个图像 $X \in R^{M×N}$ 和一个滤波器 $W \in R^{U×V}$ ，一般而言 $U<<M, V<<N$ ，其卷积为：

$$c(i,j)=\sum_{u=1}^{U}\sum_{v=1}^{V}W(u,v)\cdot X(i-u+1,j-v+1)$$

输入信息 X 和滤波器 W 的二维卷积定义为：

$$C = W \times X$$

其中二维卷积操作用 * 表示。假设一个 2×2 的滤波器和一个 3×3 的灰度图像都是已知的，图像的数字代表像素的亮度，0 代表黑色，255 代表白色。

特征映射（feature map）是图像上卷积过程的输出。在上述卷积操作中，首先将滤波器旋转 $180°$，也称为卷积核翻转，将矩阵从两个维度（从上到下和从左到右）反转。事实上，在机器学习和图像处理领域，卷积的主要功能是在一个图像（或某种特征）上滑动一个卷积核（即滤波器），通过卷积操作得到一组新的特征集合。在具体实现中，卷积核翻转带来了一些不必要的开销，故使用互相关（cross-correlation）操作来代替数学意义上的卷积操作，互相关是衡量两个序列相关性的函数，通常用滑动窗口的点积计算来实现。同样给定一个图像 $X \in R^{M \times N}$ 和一个滤波器 $W \in R^{U \times V}$，它们的互相关为：

$$c(i,j) = \sum_{u=1}^{U} \sum_{v=1}^{V} W(u,v) \cdot X(i+u-1, j+v-1)$$

比较卷积和相互关联的公式可以看出，两者的唯一区别在于卷积核是否翻转。在神经网络中，卷积是用来提取特征的，卷积核是否翻转对特征提取功能的好坏没有什么影响。卷积和插值的能力相当，特别是当卷积核是一个可学习的参数时。因此，为了实施或描述的方便，利用插值而不是卷积。互胶操作也是卷积操作的默认操作，这将在后文讨论。在现实中，互胶操作在深度学习技术的卷积操作中占了很大一部分。

3. 多通道卷积　由于彩色图像是三维的，二维矩阵无法独立表示它们。当输入是一个多维图像（或多通道特征图）时，这假设输入图像大小为 $6 \times 6 \times 3$（输入的高度和宽度为 6，3，代表三个 RGB 颜色通道），多通道卷积使用两个大小为 $3 \times 3 \times 3$ 的滤波器与输入图像进行卷积。

计算过程表明，对于多通道输入，可以使用许多滤波器进行卷积，并将结果拼接在一起，因此有：①滤波器的通道数应与输入图像的通道数一致；②输出结果的通道数与过滤器的通道数相同。

（二）池化

卷积层可以大大减少网络中的连接数，然而特征映射组中的神经元数量却没有受到明显影响。当后来加入一个分类器时，其输入维度仍然很大，很容易造成过拟合。为了降低特征维度，防止过拟合，可以在卷积层之后放置一个池化层来解决这个问题。

池化层（pooling layer）通常被称为子采样层（subsampling layer），多用于数据压缩，尤其是图片输入数据，用于特征选择，以减少特征的数量，从而减少参数的数量。假设汇集层的输入特征映射组为 $x \in R^{M \times N \times D}$，每个特征映射 $X^d \in R^{M \times N}, 1 \leqslant d \leqslant D$，将其分为几个区域，这些区域可能重叠也可能不重叠。池化（pooling）是指对每个区域进行下采样（down sampling）得到一个值，作为这个区域的概括。

最大池化和平均池化是两种主要的池化操作，目前最大池化更受欢迎。

1. 最大池化（maximum pooling）　对于一个区域 $R_{m,n}^d$，选择该区域内所有神经元的最大活性值作为该区域的表示，$y_{m,n}^d = \max_{t \in R_{m_{m,n}}^d} x_i$。

对一个 4×4 特征映射邻域内的值，用一个 2×2 的滤波器，步长为 2 进行扫描，选择最大值输出到下一层。正向传播的最大池化过程如图 5-4 所示。

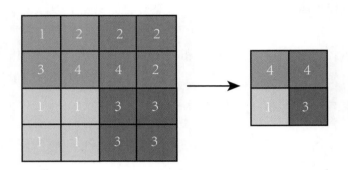

图 5-4　最大池化过程

2. 平均池化（mean pooling）　一般是取区域内所有神经元活性值的平均值，$y_{m,n}^d = \dfrac{1}{\left| R_{m,n}^d \right|} \sum_{i \in R_{m,n}^d} x_i$，其中 x 为区域 R_k^d 内每个神经元的活性值。

池化操作的超参数包括过滤器大小和步长。最大池化能够抑制网络参数误差造成的估计均值偏移现象，而平均池化主要用来抑制邻域值之间差别过大造成的方差过大。在计算机视觉中，前者更适用于纹理提取，后者更适用于背景保留。CNN 的池化层中的池化程序可以成功地减少模型的大小，提高计算效率，并增加衍生特征的稳健性。

其特点是能很好地保留背景，但容易使得图片变模糊。平均池化过程：对一个 4×4 特征映射邻域内的值，用一个 2×2 的滤波器，步长为 2 进行扫描，计算平均值输出到下一层。正向传播的平均池化过程如图 5-5 所示。

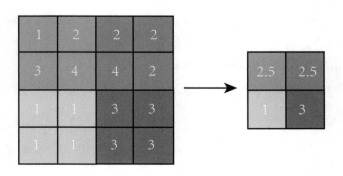

图 5-5　平均池化过程

（三）卷积神经网络结构和的特性

1. **卷积结构**　卷积神经网络有输入层、卷积层、激活函数层、池化层、标准化层、全连接层，以及输出层作为其底层结构的一部分。

卷积和池化操作在前面已经简单讨论，激活函数层和全连接层与传统的神经网络一致。卷积层的输出被用来在激活函数层创建非线性映射。激活函数 ReLU 及其变体经常被采用，如 Leaky ReLU。标准化层的方法是 Batch Normalization。

2. **卷积特性**　如果第 l 层有 M_l 个神经元，第 $l-1$ 层有 M_{l-1} 个神经元，则有 $M_l \times M_{l-1}$ 条连接边，这意味着在全连接前馈神经网络中，权重矩阵有 $M_l \times M_{l-1}$ 个参数。当 M_l 和 M_{l-1} 都很大时，权重矩阵有很多参数，这可能会影响训练的效率。

卷积层中的每个神经元（假设为第 1 层）只在一个特定的局部窗口内与下一层（第 $l-1$ 层）的神经元耦合，构成一个局部连接网络。这导致卷积层和前一层之间的连接数大大减少，从 $M_l \times M_{l-1}$ 连接到 $M_l \times K$ 连接，其中 K 是卷积核的大小。

假设输入图像为 $32 \times 32 \times 3$ 像素，应用了 6 个滤波器，每个滤波器为 $5 \times 5 \times 3$，计算出的输出大小为 $28 \times 28 \times 6$。完全连接需要两层连接，参数约为 400 万，而卷积只是在卷积核中使用 156 个参数。

权重分布：第 1 层的所有神经元共享同一个卷积核 w（1）作为参数。一个卷积核在输入数据中只捕捉到一个特定的局部特征，这就是权重共享的含义。因此，如果要检索几个特征，必须采用几个单独的卷积核。

卷积网络还提供了平移不变性，这是通过将卷积与池化相结合来完成的。图像或空间中的每一个点都被平移，这是欧几里得几何学中的一种几何变换，平移的量和方向都是一样的。例如，对于一个图像分类任务，无论目标在图像中的哪个位置被移动，输出（标签）都应该是一样的，这就是 CNN 中的平移不变性。当一个系统具有平移不变性时，无论其输入如何被翻译，它都会以同样的方式做出反应，产生同样的输出。

三、应用

有学者进行了一项回顾性研究，收集了中国医学科学院肿瘤医院内镜科 2018 年 1 ～ 12 月的电子喉镜检查图像数据。他们利用 Inception-ResNet-V2+SENet 模型训练了一个卷积神经网络（CNN）。经过训练，这个 CNN 模型能够在平均 20.59 毫秒的时间内识别每张喉镜图像。对于图像中的 20 个解剖部位的识别，该模型的总体准确率达到 97.75%（1955/2000），对于喉镜片中这 20 个解剖区域的识别准确率为 99%。

Li 等提出了一种基于深度卷积神经网络（DTGCN）的无监督学习模型，用于辅助专业人员对血涂片中的疟原虫进行判别。他们通过学习源图像中包含多阶段疟疾寄生虫判别形态特征的知识，实现对染色的血涂片样本中疟原虫的识别。

另外，Li 等还基于卷积神经网络和长短期记忆神经网络开发了预测和诊断呼吸道系统疾病的模型。他们建立了预测慢性阻塞性肺疾病、支气管扩张、肺栓塞、肺结核等疾病的诊断模型，旨在为基层医师提供辅助诊断的帮助。

此外，Hossain 等基于卷积神经网络开发了一个轻量级预扫描仪应用程序，适用于资源受限的移动设备，可以帮助早期诊断莱姆病。

这些研究表明，卷积神经网络在医学领域的应用具有广阔的前景。通过训练和应用这些网络模型，可以提高医学图像识别的准确性和效率，辅助医师进行疾病的早期诊断和预测。

第三节　循环神经网络

一、循环神经网络

在传统机器学习算法中，例如在图像识别、语音识别和自然语言处理等领域，存在着依赖人工提取特征的局限性。同时，基于全连接的神经网络（如 ANN）也因其参数过多，无法利用数据的时间序列信息。相比之下，递归神经网络（RNN）是一种针对连续数据设计的独特神经网络模型。近年来，RNN 在语音识别、语言建模、机器翻译和时间序列分析等领域取得了重大进展，因为相较于 ANN，RNN 能够充分利用数据中的时间和语义信息。

霍普菲尔德网络是 RNN 的基础，由约翰·霍普菲尔德在 1982 年提出。它属于递归神经网络的一个子类，以链式连接方式将所有节点（递归单元）沿着序列演化方向进行递归。其输入是一系列数据。基于这些特点，递归神经网络非常适用于序列问题，其中每个时间点的数据可以作为下一步迭代的输入，类似于时间序列分析中的"自回归"概念。

RNN 的主要目的是处理序列数据。在传统神经网络模型中，数据流从输入层到隐藏层再到输出层，层与层之间是全连接的，节点之间没有连接。然而，这种常规的神经网络对于许多问题来说并不适用。例如，要预测句子的下一个单词，通常需要利用前面的单词，因为一个句子中前后的单词并不是独立的。RNN 之所以被称为循环神经网络，是因为当前序列的输出与先前的输出相关。具体表现：网络会记住先前的信息，并将其应用于当前输出的计算中。换句话说，隐藏层之间的节点不再无连接，而是有连接的，并且隐藏层的输入不仅包括来自输入层的输出，还包括上一个时间步的隐藏层的输出。理论上，RNN 能够处理任意长度的序列数据。然而，在实践中，为了降低复杂性，通常假设当前状态只与前几个状态相关。

上述是一个典型的 RNN 基本结构（图 5-6），其中隐藏层之间存在连接，每个时间步的输入不仅包括来自输入层的输出，还包括上一个时间步的隐藏层的输出。

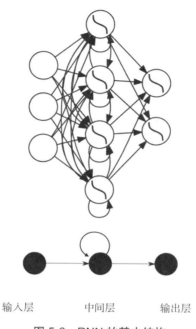

输入层　　　中间层　　　输出层

图 5-6　RNN 的基本结构

（一）特点

1. 短时依赖性　RNN 是神经网络的一个子类，具有短期记忆任务的能力，其优势在于时间顺序。每个时间步的数据计算可以直接影响下一个时间步的数据计算，数据输入可以分批进行，而不限于一次完成。RNN 的隐藏层具有自循环的结构，可以将过去的输出数据作为"记忆"存储起来，并用于当前的输出计算。

2. 长时依赖性　虽然 RNN 特别适用于时间序列预测问题，但在实际训练过程中，它们面临着所谓的"长期依赖性"问题的挑战。当一个时间步需要受到相隔一个以上的时间步的影响时，RNN 模型无法有效学习这种长期依赖性。例如，在预测一个句子的结尾时，需要学习到句子开头的信息，这对 RNN 来说是具有挑战性的。

3. 网络结构设计　RNN 主要用于分析和预测序列数据，其主要目的是描述前一个数据和当前输出之间的关系。从网络结构的角度来看，RNN 记住了之前的信息，并利用这些信息来影响后续节点的输出。换句话说，RNN 的隐藏层由节点连接组成，每个隐藏层的输入都包括前一个隐藏层的输出和输入层的输出。

一个典型的 RNN 结构除了输入层 X 外，还有一条循环边，提供上一时刻的隐藏状态 $S-1$。RNN 模块在读取输入 X、$S-1$ 和其他输入后，生成一个新的隐藏状态 S_t，并产生每个时刻的输出 O_t。前一时刻的状态 S_{t-1} 和当前的输入 X_t 共同决定了 RNN 的当前状态 S_t。

输出 O_t 被用作时间 t 的状态 S_t 的参考，它包含了之前序列 X_0、X_1、X_2、$\cdots$、X_t 的数据的关键信息。模型必须学会保留与后续任务 O_t、O_{t+1} $\cdots$ 相关的最重要的信息，因为序列长度可以无限长，而状态 S 的维度是有限的，无法容纳序列的所有信息。

一个具有 N 个中间层的 RNN 相当于对长度为 N 的序列进行前馈神经网络的处理。循环神经网络的输入层可以按顺序接收数据序列中的不同点的数据，输出可以是对序列中下一时刻的预测，也可以是当前时刻处理数据的结果。RNN 需要持续输入，但并不总是需要输出。网络在时间 t 收到输入 X_t 后，隐层的值为 S_t，输出值为 O_t。除了 X_t 外，S_{t-1} 也影响 S_t 的值。计算结果显示如下。

$$O_t = g(VS_t)$$

上述是输出层的公式，它是一个全连接层，表示其每个节点都与隐藏层的每个节点相连，其中 V 表示从隐藏层到输出层的权重矩阵，g 是激活函数。

$$S_t = f(Ux_t + WS_{t-1})$$

上述是隐藏层的公式，它是一个循环层，其中 U 表示从输入层到隐藏层的权重矩阵，W 是前一次的值 S_{t-1} 作为这次输入的权重矩阵，f 是激活函数。上面的两个公式表明，与全连接层相比，循环层有一个额外的权重矩阵 W。

（二）深度循环网络分析建模

循环神经网络训练与其他网络训练不同，数据集的序列长度不是恒定的，相反，其水平长度根据输入数据量的不同而变化。此外，一个长的输入序列会阻止训练的进行，因为训练模型会太大，占用太多的内存。截断的通过时间的反向传播（truncated back-propagation through time，TBT）算法是解决这一问题的有力办法。

建立和训练 RNN 模型的基本步骤与卷积神经网络等前馈神经网络相似，为数据预处理、模型初始化、选择目标函数、优化模型解、评估模型性能。然而，RNN 训练模型在优化解的方式上略有不同。解决模型优化问题的计算过程也更加困难，因为 RNN 类似于一个动态系统。如前所述，任何给定时刻 t 的隐含状态 S_t 是由 X_t 和 S_{t-1} 得到的，RNN 模型的前向传播是按照动态系统的扩展按时间顺序向前计算的。

$$S_t = f(Ux_t + WS_{t-1} + b)$$

式中，f 是 RNN 隐含层的激活函数，通常为 tanh，b 为偏置项。

RNN 模型在时间 t 的输出由 $O_t = f(Ux_t + WS_{t-1} + b)$ 给出，而预测输出由 $y_1 = \mathrm{softmax}(O_t)$ 给出。为了确定模型优化的目标函数，RNN 模型的输出 y_t 和实际输出值 O_t 之间的差异可以用一个合适的损失函数来衡量。为了更新 RNN 模型的权重参数，网络参数在减少误差的方向上被反复修改。

训练算法：当使用梯度下降算法时，每一步的输出不仅取决于当前步骤中的网络状态，而且如果 RNN 是网络扩展的，还取决于之前若干步骤中的网络状态。在这种情况下，参数 W、U 和 V 是共享的。例如，当 $t=4$ 时，即使用通过时间的反向传播（back propagation through time，BPTT）算法，需再向后传递 3 个步骤，并且在最后 3 个步骤中必须添加各种梯度。BPTT 算法是一种用于递归层的 4 步训练算法，使用的基本思想与 BP 算法相同。

（1）前向地对每一个神经元进行输出数值的运算。

（2）对各神经元进行反向运算，从两个方面进行：一是反时间方向传播，计算出每个时间节点的误差项；二是把误差项传递到上层。

（3）对各权值进行梯度计算。

（4）采用基于梯度的反向传递的误差梯度下降法，对加权进行修正。

应该注意的是，理论上 RNN 可以容纳任何长度的序列。但是，在实际训练过程中，如果序列太长，一方面会造成训练过程中梯度消失和爆炸，另一方面，展开的循环神经网络会占用过多的内存。因此，在实际工作中，规定了一个最大长度，当序列长度超过规定的长度时，序列就会被截断。

二、长短期记忆神经网络

长短期记忆（long-short term memory，LSTM）神经网络是一种特殊的循环神经网络（RNN）结构，它对时间序列中的长期依赖关系更加敏感，能够学习和捕捉更长时间跨度的信息。相对于传统的 RNN，LSTM 引入了门控机制，以控制信息的流动和遗忘，从而更好地处理时间序列数据。

LSTM 的主要改进是在隐藏层中引入了 3 个门控结构（遗忘门、输入门和输出门），以及 1 个隐藏状态（cell state）。

在 LSTM 中，每个时间步的输入包括当前时刻的输入数据（x_t）和前一时刻的隐藏状态（h_{t-1}）。然后，通过遗忘门（forget gate）来决定前一时刻的记忆状态（cell state）中保留哪些信息，以及输入门（input gate）来决定当前输入数据中包含哪些新信息。这些门控机制通过使用 sigmoid 函数和点积运算来产生 0 ～ 1 的权重值，控制信息的流动和遗忘。

接下来，将遗忘门和前一时刻的记忆状态相乘，以删除不需要的信息。然后，将输入门和当前输入数据相乘，得到新的候选记忆值。这个候选记忆值与遗忘门输出的记忆状态相加，得到当前时刻的记忆状态。

最后，通过输出门（output gate）来决定从当前记忆状态中输出哪些信息。输出门使用 sigmoid 函数和点积运算产生 0 ～ 1 的权重值，控制记忆状态的输出。

整个 LSTM 单元的结构能够有效地捕捉和存储长期依赖的信息，并在需要时进行检索和输出。这使得 LSTM 在处理时间序列数据和解决一些长期依赖问题方面具有优势。

图 5-7 是 LSTM 单元的大致结构示意图。

（一）模型训练

在 LSTM 网络中，使用后向传播（back propagation）算法，在一个时间序列中得到各个神经元在该时间序列上的输出。LSTM 网络模型中有 5 个向量值：遗忘门（forget gate）、输入门（input gate）、单元状态（cell state）、输出门（output gate）和神经元在不同时期的状态（Ht）。

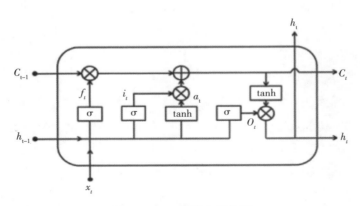

图 5-7　LSTM 基本结构图

1. 遗忘门（forget gate）　遗忘门测量从上一时刻的单元状态 C_{t-1} 转移到当前单元状态 C_t 的信息量。在 sigmoid 层之后，得到 0 ～ 1 的输出 f_t，然后它与细胞状态 C_{t-1} 逐点相乘。第一个输入是 h_{t-1} 和 x_1。与 f_t 的值相对应的信息，如果大于 0 则保留，如果小于 0 则丢弃。

$$f_t = \sigma\left[W_f \cdot \left(h_{t-1}, x_t\right) + b_f\right]$$

在上述公式中，W_f 代表遗忘门的权重矩阵，（h_{t-1}，x_t）代表连接两个向量以形成一个较长的向量，b_f 代表遗忘门的偏置项，σ 代表 sigmoid 函数。

2. 输入门（input gate）　它确定了网络的输入 x 目前有多少被保存到单元状态 C_t 中。

$$i_t = \sigma\left[W_i, \left(h_{t-1}, x_t\right) + b_i\right]$$

其中 W_i 是输入门的权重矩阵，b_i 是其偏置项。在先前输出和当前输入的基础上，进一步计算单元状态 $\widetilde{C_t}$，它用于描述当前输入。

$$\tilde{C}_t = \tanh\left[W_C \cdot \left(h_{t-1}, x_t\right) + b_C\right]$$

3. 单元状态（cell state）　通过将先前的单元状态 C_{t-1} 与遗忘门的 f_t 元素相乘，然后将当前输入的单元状态 C_t 与输入门的 i_t 元素相乘，并将所得的两个乘积相加，确定当前的单元状态 C_t。

$$C_t = f_t \cdot C_{t-1} + i_t \cdot \tilde{C}_t$$

4. 输出门（output gate）　LSTM 网络的最终输出是由输出门和单元状态共同决定的，输出门用来控制单元状态 C_t 的多少被输出到 LSTM 网络的当前输出值 h_t。这个输出门也控制长期记忆对当前输出的影响。在首先运行 sigmoid 层以确定要输出哪些关于单元状态的信息后，通过 tanh 层的单元状态乘以 sigmoid 层的输出来获得所需的输出部分。

$$O_t = \sigma \left[W_0 \left(h_{t-1}, x_t \right) + b_0 \right]$$

$$h_t = O_t \cdot \tanh \left(C_t \right)$$

（二）训练算法包含 3 个步骤

1. 反向计算每个神经元的误差项。与循环神经网络一样，LSTM 网络误差项的反向传播也包括两个层面：一个是空间层面上，将误差项向网络的上一层传播；另一个是时间层面上，沿时间反向传播，即从当前 t 时刻开始，计算每个时刻的误差。向后计算每个神经元的误差项。与递归神经网络类似，LSTM 网络有两个层次用于误差项的反向传播：一个是空间层次，将误差项传播到网络的上层；另一个是时间层次，沿时间向后传播，即从当前 t 时刻开始计算每个时刻的误差。

2. 每个权重的梯度是根据相应的误差项确定的。

3. 权重参数的更新采用梯度下降误差反向传播算法。

三、应用

Lu Kang 及其团队开展了一项研究，探索循环神经网络在高通量测序数据中快速检测冠状病毒核酸序列的方法。他们提出了一种新的方法，能够准确且快速地识别新型和高度变异的冠状病毒毒株。通过运用循环神经网络模型对高通量测序数据进行分析，该方法具备高灵敏度、快速的检测速度及良好的泛化能力。这意味着它能够准确地检测新型和高度变异的冠状病毒序列，为新型和严重变异冠状病毒毒株的识别提供了一种全新的方法。

倪茹玉及其团队选择了 LSTM 模型和 ARIMA 乘法季节性模型来预测麻疹的月度发病率。研究结果证实，LSTM 神经网络模型的预测效果优于 ARIMA 乘法季节模型。此外，他们还发现 LSTM 神经网络在外推预测方面具有更高的准确性，这为麻疹的早期预警和预防提供了理论依据。

Wang 及其团队利用真实的医院数据，结合疾病传播特征、天气和其他多源数据，构建了一个多元自回归深度神经网络模型，用于传染病的网络早期预警。该模型在性能上明显优于现有的传染病动力学模型 SEIR。他们的模型在手足口病和流感病毒预测中的平均绝对误差（MAE）分别为 0.692 8 和 1.378 2。

另外，Zhu 及其团队开发了一种基于注意力机制的循环神经网络模型，用于流感流行预测，并针对广州的流感疫情预测问题进行了实际应用。该模型具备较强的竞争力，能够提供有效的实时流感疫情预报。

综上，这些研究展示了循环神经网络在医学领域中的应用潜力。它们为精确、快速识别新型和严重变异的病原体提供了新的方法，为疾病的早期预警和预防提供了有力工具。

第六章
大数据可视化技术

第一节　大数据可视化

一、大数据可视化的研究现状

大数据已成为向众多领域提供数字化应用和服务创新解决方案的核心技术，已经形成了可供非企业数据分析师（如研究科学家、数据记者、政策制定者、中小企业和个人）分析的大量数据集。数据可视化是以图像或图形格式表示数据，而数据可视化工具是生成这种格式的软件。可视化数据挖掘和分析的目的是方便非专业用户对信息的感知和操作、知识的提取和推断。数据可视化为用户提供了交互式探索和分析数据的直观手段，使他们能够有效地识别有趣的模式，推断相关性和因果关系，并支持有意义的工作。大数据时代已经实现了大量动态、有噪声和异构的数据集的可用性。目前将对数据有需求但在数据处理方面几乎不具备相关专业知识的用户转变为能够访问和分析数据的用户的难度很大。数据可视化已经成为一个主要的研究挑战，涉及数据存储、查询、索引、可视化表示（图6-1）、交互和个性化等几个问题。

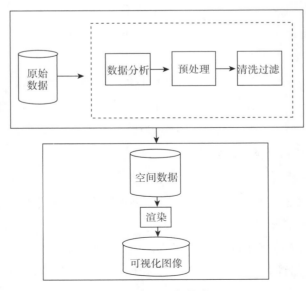

图 6-1　数据可视化流程

现代可视化和探索系统应具备：①实时交互。高效和可扩展的技术应该支持与数十亿对象数据集的交互，同时将系统响应保持在几毫秒的范围内。②实时处理。需要为大量动态的不稳定原始数据（即未经预处理的数据）的动态可视化提供支持。③可视化可扩展性。提供有效的数据抽象机制可以解决与视觉信息过载（也称过度绘图）相关的问题。④用户辅助和个性化。鼓励用户理解，并根据需求分析为不同用户定义探索场景和首选项，提供定制功能是其重要特性。

二、大型数据集的交互式可视化

根据不同领域对数据提取结构、模式、规则的不同要求，将数据转化为可理解的知识，需要可视化工具的辅助。可视化技术可以应用于数据分析的每一步，从最初的探索，到假设生成、实验验证、结果呈现。在数据分析过程中，可视化数据探索和分析是交互式的，可能需要不断修改呈现的数据和呈现方式。在这个过程中访问的数据集都是来源不同的数据集。交互式可视化过程是一系列被动的可视化步骤，不同数据集以不同的方式呈现。交互的关键在于：可根据在上一步中所学到的知识，决定下一步中希望看到的数据。

（一）交互式数据可视化的起源

数据可视化在 300 年前就已经出现。1765 年约瑟夫·普里斯特利（Joseph Priestley）的著名传记图，1812 年拿破仑的俄国战役，以及 1854 年伦敦霍乱群地图。可视化在数据分析领域是非常重要的，用户能够直观地理解数据的图形表示，得出有价值的结论。为了以一种全面的方式创建可视化，学者们进行了很多研究工作。例如，Bertin 的符号学方法，可将有关数据的某些知识传递给感知者，解决了与创建良好可视化过程相关的不同问题。在理解相关信息系统的基础上，能够创建从数据到其视觉表示的映射，在计算机屏幕上呈现视觉表示，并提供与视觉表示交互的适当方法，包括修改展示形式的方法。其次，应能够验证表示及其交互方法的有效性。Bertin 的符号学方法通过将一些基本图形形状与它们可以表示的知识类型连接起来，将数据与图形相关联。在此过程中，详细地规定和描述了位置、大小、形状、值、方向、颜色、纹理和运动等多种类型的视觉变量。认为点最适合表示位置，线最适合表示可测量的长度、边界、路线或连接，而面积则表示平面上重要的东西，具有可测量的大小。可以较容易地扩展和适应使用其他视觉变量，如运动、饱和度、闪烁、深度、照明和透明度。这些变量都可能有自己的特征和属性（例如，饱和强度），可以改变这些特征和属性以更好地反映变量所代表的数据。此外，变量可以组合成更复杂的结构，如图表、网络、地图或符号。Bertin 的研究是为当代数据可视化提供理论基础的第一次尝试。绝大多数现有工具仍然使用近 60 年前的 *Semiology of Graphics* 第 1 版中描述的概念。

（二）可视化系统的发展

早期数据库管理系统的出现为存储和访问数字数据带来了自动化，这为有效可视化大量数据创造了可能性。例如，CHART 是一个简单的数据分析和报告设计程序，使用了一种将数字数据映射到图形变量的机制。基于 Bertin 的研究概念框架，1986 年开发了处理存储在关系型数据库中的数据系统，即 APT（演示工具），是一个独立的、能够自动创建关系型数据的可视化表示的工具。APT 的表达能力可以直观地通过特定语言表达一系列事实，有效性与观看者理解给定图形表示的能力有关。而对于 BOZ 演示工具，可自动确定所生成图形的有效性及通过逻辑语言定义可视化目标。该工具采用了任务分析方法，用户可以指定要执行的可视化任务的逻辑描述，系统分析任务并选择优化的方式生成结果。该系统还支持对表示数据的图形对象进行交互式操作。虽然早期的工具能够自动支持可视化生成过程，但是仍缺乏更方便、更易于理解的可视化工具。

随后的研究工作集中在使用与应用程序无关的设计知识生成图形。例如，在 SAGE 系统中，设计知识模块由两个组件组成：一个是表示技术库（如表格、图表、地图和网络图等技术，用适当的技术连接各类数据信息，元素之间的句法或结构关系，如轴、线、点或标签）；另一个是选择和组合这些技术的机制。基于 SAGE 系统，IDES 直接进行基于知识的交互式数据探索，并试图克服现有系统的局限性，即复杂、难以理解及功能不全。它整合了 SAGE 的工作，并以一个原型的图形交互式操作组件对其进行扩展。实现更具交互性的可视化和探索可以将可视化的存储结果以幻灯片的形式使用（Visage）。幻灯片是由用户通过将所需的图形拖放到一个特殊的框架上来创建的，用户可以选择在任何时候返回到存储的可视化。在 Visage 的基础上，进一步创建了可视化查询语言（VQE），它增加了直接操作和探索数据库的功能。通过这种语言，可以动态地链接查询和可视化，这样即可实现对可视化的数据的更新；反之，如果数据发生了变化，可视化也会自动发生变化。SAGE、IDES、Visage、VQE 商业化演变为 CoMotion，是一种支持数据共享、可视化和消息传递的工具，后来又演变为未来指挥所（CPOF），一种允许军事指挥官管理战场的软件。

后来的系统更注重设计灵活的图形用户界面，使用户可以进行大量的可视化操作，如缩放、三维操作、平移、过滤和选择细节等。由于大量的滑块，这些系统也是交互式的。例如，VIS、IVEE、Spotfire 可以使用动态查询过滤器（允许用户通过滑块调整查询参数）、星场显示（具有选择或缩放等附加功能的散点图）和紧密耦合（使用查询结果作为输入产生另一个查询以支持渐进查询细化）。后来，引入了动态查询的概念。动态查询允许用户使用查询设备的图形小部件来制定查询。VisDB 不仅能够满足查询条件的元组，还能够通过确定与返回结果相似的元组（根据距离度量）来可视化近似结果。VisDB 中的数据是可视化的，系统首先根据它们与查询内容的相关性对它们进行排序，将相关因子映射到合适的颜色。但是，与其他工具类似，为了支持交互性，系统须在每次修改查询后通过图形界面重新计算可视化。20 世纪 90 年代的一般方法是用图形变量的单个实例表示单个数据库对象。然而，设计系统引入了使用三个不同层来构建可视化视图的思想，例如背景（在其上绘制可视化）、数据显示（用于表示数据的图形对象）和额外的光标显示（用于突出显示部分数据的数据独立层）。

21 世纪初设计的工具更加强调交互式可视化数据分析，例如 Rivet，设计了内部数据库结构，以支持大数据交互可视化的快速开发。Rivet 能够支持不同类型的数据源，如数据库和文件。在设计方面，Rivet 使用了一个同质的数据模型，并将数据对象从视觉对象中分离出来，创建一个具有相同数据的多个视图的视觉化。Rivet 还使用了选择器（识别数据子集的对象）和视觉隐喻（将数据对象转化为其图形表示的功能）的机制。

现代系统应使用计算能力和内存资源有限的机器 （笔记本电脑）有效地处理大型动态数据集。当今数据（如流数据）的动态特性阻碍了预处理阶段的应用，如传统的数据库加载和索引。因此，系统应该实现对大量原始数据集的动态处理。此外，结合性能问题，现代系统必须解决优化视觉效果所带来的问题。可视化大量的数据对象是一项具有挑战性的任务。现代系统必须"将 10 亿条记录压缩到 100 万像素中"。即使是在小型数据集中，提供数据集概览也可能是极其困难的。在这两种情况下，信息过载（也称为过度绘制）是一个常见问题。因此，现代系统的基本需求是有效地支持大量数据对象上的数据抽象。除了前面提到的需求，现代系统还必须满足不同用户和任务的偏好和需求的多样性。现代系统应该具备为用户提供根据自己的喜好和任务需求而定制的学习体验的能力。此外，系统应根据环境设置和可用资源自动调整参数。例如屏幕分辨率/大小、可用内存等。

三、医疗大数据的可视化

随着医疗行业信息化的持续快速发展，医疗数据呈指数级增长，医疗大数据给现有医院信息系统带来巨大压力。随着各种非结构化数据的出现，传统医疗信息系统在存储空间、存储速度、存储结构等方面无法满足大数据的要求，导致部分有价值的医疗数据丢失，系统数据完整性不够，数据处理速度较慢，无法满足用户对数据可视化显示的需求。近年来，医疗健康信息通信产业迎来了发展机遇。医院信息管理系统、公共卫生服务平台、远程医疗、移动医疗、信息化装备等已形成千亿元规模。医疗信息化不再局限于医院信息管理系统等事务性任务。随着物联网和云计算的应用和研究不断深入，医疗信息化在流程优化和服务创新领域开始发展。物联网和云计算改变了医疗信息服务的模式和路径，优化了医疗服务流程，提高了医疗服务效率，转变了医疗信息共享和服务模式。

随着大量医疗数据可用性的增加，医务人员和研究人员能够学习研究和理解这些数据的方法是十分必要的。越来越多的医疗数据被收集存储在电子健康记录（EHR）数据库中，可由医务人员通过临床检查、实验室检查、问卷等方式手动收集，或由患者使用实时数据收集设备（可穿戴或非穿戴设备）、移动自我管理应用程序或其他类型的应用程序（如游戏）自动收集与健康相关的信息。数据可视化作为数据分析的重要工具，不仅在医院管理中发挥着重要作用，其强大的优势还体现在限制医疗浪费、决策指挥等方面。医院拥有丰富的数据资源，包括医疗费用数据、电子病历数据、医学影像数据、病理数据、实验室检测数据等。这些数据的可视化要求使得数据可视化在临床和医疗信息系统中得到广泛应用。随着大数据使用规模的不断扩大，表现出数据变化快、复杂度高、数据量大等特点。存储和展示大规模图形的能力变得越来越重要。

可视化技术在医疗领域的应用在于数据分析和展示。通过统计分析来实现数据可视化是很复杂的。因此，通过使用交互式可视化来完成大量医疗数据的可视化是非常必要的。交互式可视化可以被定义为通过亮度、颜色、运动和形状来操作图形信息，以提升所呈现数据的意义。显然，交互和数据可视化的核心目标是使用者能够以解释数据的方式来呈现和展示信息，医疗领域需要以有效的方式使用信息，提高效率，促进循证实践。因此，将可视化技术应用于医疗领域，利用可视化来解释和分析复杂的医疗健康数据，将医疗数据传递的信息转换为更易理解的可视化信息，指导临床工作人员的相关工作，实现数据来源于临床，最终应用于临床的价值体系。学者们学习了19世纪建立数据可视化的弗洛伦斯·南丁格尔的做法。弗洛伦斯·南丁格尔是一名军队护士，通过每天对受伤士兵的治疗，她积累了足够的患者信息，希望可以用来帮助降低其他受伤士兵的死亡率。然而，由于对患者信息保密的严格规定，她通过饼状图设计了一个统计表来展示有助于降低军事人员死亡率的数据。后来，人们发现统计表使查看和分析患者信息和结果更容易。这项研究至关重要，为医疗健康部门数据可视化集成提供了历史背景以及提高了其在监测和评估医疗健康指标方面的重要性。

随着大量医疗保健数据的积累，大数据概念在医疗领域越来越普遍，考虑到数据的容量、速度、多样性和准确性等方面，可视化技术使大数据去复杂化，更容易解释。但医疗领域需要有工具来实现可视化。数据可视化的工具包括数据透视表和图表等。专业与非专业的人群可以使用不同的可视化工具。例如，Microsoft Excel 为不具备专业知识的医疗人员提供了很有帮助的可视化工具。统计软件 IBMSPSS 和 JASP 则提供了一个供专业人士使用的交互式可视化系统。这些可视化工具可用于公共疾病监测。为了实现高效和快速的医疗数据可视化，必须考虑通过各种平台向需求者公开信息。在公共卫生医疗保健中，构建一个数据共享以及可视化的平台是有益的，也是必要的。基于云的平台可实现可视化信息整合，如 Para View 和 Gephi 使提供者能够生成和托管图形。此外，这些平台可以通过将研究数据与基础数据相匹配，并推动研究者之间的分析讨论来促进科学的发展。

医疗数据的分析包括评估检查，确保可视化数据的准确性。分析数据输入到学习机、人工智能工具和其他分析工具中。这些工具提供了不同方面的医疗数据的可视化展示，包括疾病流行率、患者年龄及与疾病相关的其他因素。分析后，可以将可视化数据与之前收集的其他数据进行对比，使医疗人员能够直观地看到疾病在特定时期内发生的不同方面的趋势和变化。

医疗健康部门数据可视化的主要目标是简化复杂的数据，使用户能够更轻松地分析数据反映的具体情况。有研究表明，仪表板和数据分析工具通常内置在医疗健康系统的现有软件中，仪表板有助于组合几个交互式报告。仪表板通常分为 3 种主要类型。①活动类型：通常显示医疗保健组织的实时数据；②战略类型：显示随时间变化的趋势；③分析类型：代表高级分析。例如，沙特阿拉伯卫生部的利用仪表板实现数据可视化图，显示了用于分析沙特阿拉伯 COVID-19 流行率的仪表板。

在医疗健康部门实施和采用不同的可视化技术对于提高整体医疗健康服务至关重要。一些医疗机构已经在医疗健康领域使用了各种数据分析工具，包括机器学习和人工智能。在医疗机构中采用可视化技术有以下几点益处。

1. 促进患者整体护理　利用健康数据可视化对医疗健康服务产生了积极影响。健康数据可视化可用于支撑医护人员的临床决策，帮助他们预测风险并立即做出反应。此外，这些风险是通过实施各种措施发现的，这些措施可以在医疗健康组织内部对情况进行批判性分析。实时可视化患者健康数据对于提高护理质量至关重要，数据可视化技术有助于监控各种医疗健康指标，如氧饱和度。此外，可以实时分析患者的整体健康水平，以评估治疗措施的有效性。例如，在 COVID-19 大流行期间，患者呼吸困难，氧饱和度降低，许多患者因严重的肺炎感染而患上肺部疾病。使用数据可视化技术，在监控机上显示数据，对于评估患者对呼吸机提供的氧气水平的反应至关重要。在各个住院单位，实时数据可视化已被用于监测其他的健康指标，如脉搏、心率和血压等。同样，这些实时数据可视化极大地帮助检测人员检测出异常参数，并促进患者健康水平和医疗机构整体医疗质量的提高。

2. 疾病变化趋势和模式的识别　在医疗健康部门使用可视化技术的另一个重要优势是可以识别疾病变化趋势和模式。确定医疗健康的发展趋势对于制订有关医疗健康的决策至关重要。此外，医疗健康部门的关键趋势是确定和评估特定人群的疾病模式。疾病模式的趋势是监测的一个重要属性，为明确导致趋势上升的因素提供了参考。找出这些疾病变化趋势背后的因素，有助于提高人们改变生活方式的意识。例如，关于肥胖的数据分析和可视化展示是一种疾病趋势和模式识别，是公共和社区卫生的一个指标。

3. 面向不同受众的数据演示　大多数情况下，与没有医学背景的个人相比，在不同学科的人群之间解释医疗健康数据更具挑战性。此外，数据表示的主要目的是简化复杂的数据，以便任何人都可以轻松地了解分析这些数据。例如，简化疾病流行率数据，是将其以图形形式显示给大众。此外，利用演示来说明影响疾病流行的一些因素，可以使医疗数据有价值，并易于任何目标受众访问。

4. 提高医疗健康反应时效　医疗机构中实时数据可视化的另一个优势是通过多种措施加速提供的医疗健康反应时效。例如，确保在危急情况下及时做出临床决策，这将对患者的预后和健康状况产生积极影响。此外，提高反应时效可以减少护理的不足之处。因此，为了保证医疗健康组织的整体更好的性能，可以通过加速的性能在效率和更好的患者预后方面建立良好的声誉。

5. 检测医疗错误　在医疗健康部门实施各种数据分析和可视化技术的最大的好处，是能够检测医疗健康组织内部发生的错误，例如医疗账单中的错误。根据医疗保险和医疗补助计划发布的报告，医疗机构内发生的大多数事故都产生于医疗机构工作的工作人员。此外，事故通常会给医疗机构造成巨大的经济损失。利益相关人员（包括患者、医疗健康服务支付者和索赔提供者）之间清晰和适当的相关性可以增强计费过程的完整性，并减少错误事件的发生。实施数据可视化技术显著提高了医疗健康部门的透明度。

一般采用基因组测序和其他分子方法来确定医院中潜在的感染传播链。然而，将这些信息与流行病学数据结合起来用于指导防控措施是具有挑战性的。有研究使用 Shiny（R 的网络应用框架）研发了一个医院感染可视化的互动应用程序，供感染控制小组和研究人员使用。运行该应用程序所需的最小数据集，包括入院和取样日期以及取样所在的病房。可选的附加数据是患者转院的日期，描述性的患者特征，包括基因定义的群组，以及感染之间的基因距离。并通过对英国一家医院的 242 个流感样本的案例研究来验证这一应用。该应用程序提供了 3 种数据可视化：第一种是显示随时间变化的感染病例的流行曲线，包括整体和每个病房的单独情况。互动选项允许用户改变图表比例和显示数据的子集。第二种可视化是一个医院病房的示意图，显示了特定日期的患者位置。突出了患者之间的流行病学和遗传学联系。第三种可视化是一个交互式的时间轴，显示患者所住的病房，以及他们在哪些日期可能会接触到或传播感染。此可视化应用程序产生视觉显示，以帮助解释医院环境中复杂的流行病学和基因组学数据。它可以用来提示医院中可能存在感染的区域，并通过突出具有流行病学或遗传学联系的患者来追踪可能的传播链。它的优点包括用户使用时的便捷性和灵活性，用户可在任何环境下使用任何病原体的类似数据。但最大的挑战是与现有医院系统的整合，以促进数据导入，需要具备专业知识来从医院系统中提取适当格式的数据。

COVID-19 大流行使人们认识到追踪接触者在疫情管理中的重要性。采用数字技术加强对社区环境中接触者的追踪。然而，在复杂的医院环境中，患者和工作人员的流动和人际交往是护理服务的核心，追踪接触者和集群检测的工具仍然有限。有研究开发了三维地图工具三维疾病暴发监测系统（3D-DOSS），能够及时识别传染病暴露中的接触者并检测传染病集群，以便对医院住院患者的位置进行空间表达。基于 AutoCAD 图纸，在开发软件中构建医院的物理空间，以获得精确的数据。这个概念借用了用户与虚拟世界 / 空间的互动方式，来模仿物理空间的互动，如 SIMS 特许经营。随后，临床、实验室和患者的运动数据被整合到虚拟地图中，以开发症候群和疾病监测系统。通过基于距离坐标、房间类型和通风参数的数学模型，对暴露在其中个人风险进行分配，以及确定疾病是否通过接触、飞沫或空气传播途径传播。通过早期识别高危接触者和检测传染病群，该系统可以潜在地促进干预措施，防止继续传播。该系统还可以支持安全、环境清洁、床位分配和其他操作流程。对新型疾病暴发的模拟可以加强准备工作的规划，因为准备更充分的卫生系统在传染病大流行中更有弹性。

可视化工具的资助者和开发者在为公共卫生数据设计新工具时遇到了一系列的挑战，随着对新想法和新方法的探索，产生了越来越多的工具集合。然而，这些工具往往是在孤岛上开发的，限制了它们在实践中的使用。而且，尽管对公共卫生信息学的研究取得了进展，但许多公共卫生专业人员仍在使用可能不再适合其当前需求的可视化工具和数据管理系统。针对上述问题，研究者们认为传染病的 GIS、分子流行病学和社会网络数据的可视化是重点，通过识别信息需求和用户偏好，描述现有可视化工具的特征和系统架构，以及识别可用性，突出了传染病公共卫生信息学的研究进展。探讨了复杂数据类型的共性，并强调了未来新型可视化工具开发的一些挑战。这些数据为交流和决策提供了丰富的信息，但在显示、解释和信任这些数据来源方面的困难却阻碍了这些信息的获取。在对工具从构思到开发再到采用的整个生命周期的审查中，出现了一些与个别阶段有关的挑战：①关于用户需求和偏好的知识的重要性；②用户培训的重要性将工具整合到日常工作实践中；③与理解和使用可视化相关的复杂问题；④用户信任和组织支持在这些工具的最终可用性和吸收中的作用。另一个显而易见的广泛性问题是，单个工具和数据集很少是足够的，甚至对当地的决策也是如此。因此，工具的互操作性以及数据共享和整合的重要性是可视化工具设计中应该考虑的重要目标。

随着医疗检查以及传感器和移动应用不断产生越来越多的电子健康数据，数据可视化方法可以帮助医疗专业人士和研究人员探索和理解数据。数据可视化所面临的两个重要挑战是大数据量和对敏感数据的保护。虽然数据的基本结构可以通过现代统计建模和机器学习方法有效地揭示出来，但数据可视化仍然是医学专家和研究人员理解手头数据的重要工具。患者聚类、总结和离群点检测的自动方法可以非常有效地计算出类似患者的群体及其中心点，并显示出离群点。然而，通过对患者分布或时间进展的可视化，这些信息最容易被人理解，并与可以进一步检查的个别模式或案例联系起来。利用人类视觉感知的高能力，可视化方法可以一次性呈现所有的个案（如患者），将模式检测的任务留给人眼，或在一些预处理或分析后促进模式检测。然而，在关键应用中，应该注意不要暴露个人的敏感信息，这对于多队列研究来说尤其重要，在这些研究中，来自多个患者队列的数据需要由研究人员来检查，而他们可能没有被授权查看所有队列的个人数据。在机器学习文献中，这个问题可以用联合学习的方法解决，一个高水平训练过的模型由每个受保护的数据集顺序更新，而不能在同一时间或地点处理所有数据集的数据。数据可视化可以借鉴这种范式，创建联合可视化方法，这在数据量非常大的情况下是很有优势的，在这种情况下，摘要更合适。有研究提出了一种基于图的方法，可以探索患者在治疗过程中产生的数据集，同时也可以自然地对大量数据进行总结，使其适用于大型数据集和敏感数据。从原始数据中构建一个图，对患者之间的局部相似性进行编码，并在屏幕上进行可视化，产生一个患者分布的视觉地图。多维字形被置于节点的位置，揭示了每个图形区域的特征属性。该图的构建方法被扩展到一个增量方案，允许联合图的形成。

大数据展示技术的要点在于将大数据统计分析的结果信息以直观的方式展示给用户，在展示复杂数据信息的同时，方便用户理解。对于大型互联网企业来说，由于大部分工作都是围绕网站进行的，前端开发的技术相对成熟，因此会建立自己的数据显示研发团队。但是，对于一些小微企业来说，建立和维护数据显示研发团队的成本相对较高。不过，由于现代社会开源软件的快速发展，百度等大公司都支持开源数据显示技术。由于大数据可视化技术主要依赖于网页显示，JavaScript 和 HTML5 标签仍然是最主要的基础。目前开源的前端显示框架有 D3.js、Google Chart、HighCharts 和 ECharts。HighCharts 是一个图表库。因为它是用纯 JavaScript 编写的，所以可以快速方便地在网站或应用程序上添加各种与用户交互的图表，更好地满足用户体验。ECharts 开源来自百度业务前端数据可视化团队，基于 html5Canvas，是一个纯 Javascript 图表库，可提供直观、生动、交互式、可定制的数据可视化图表。创新的拖放计算、数据视图和范围漫游功能极大地增强了用户体验，为用户提供了挖掘和集成数据的功能。

第二节　Highcharts

Highcharts 是一个用纯 JavaScript 编写的一个图表库，能够很简洁地在 Web 网站或 Web 应用程序添加有交互性的图表，并且免费提供给个人学习、个人网站和非商业用途使用。Highcharts 支持的图表类型有直线图、曲线图、区域图、柱状图、饼状图、散状点图、仪表图、气泡图、瀑布流图等多达 20 种图表，其中很多图表可以集成在同一个图形中形成混合图。

一、Highcharts 功能特点

1. 兼容性　Highcharts 可以在所有移动设备及电脑上的浏览器中使用，包括 iPhone、iPad 和 IE6 以上的版本，在 IOS 和 Android 系统中 Highcharts 支持多点触摸功能，因而可以给使用者提供极致的用户体验。在现代的浏览器中使用 SVG 技术进行图形绘制，在低版本 IE 则使用 VML 进行图形绘制。

2. 纯 JavaScript　Highcharts 完全基于 HTML5 技术，不需要在客户端安装任何插件，如 Flash 或 Java。此外不用配置任何服务端环境，不需要 PHP、Tomcat、ASP.NET 等，只需要两个 JS 文件即可运行。

3. 丰富的图表类型　Highcharts 支持的图表类型有直线图、曲线图、区域图、柱状图、饼状图、散状点图、仪表图、气泡图、瀑布流图等多达 20 种图表，其中很多图表可以集成在同一个图形中形成混合图。

4. 简单的配置语法　在 Highcharts 中设置配置选项不需要任何高级的编程技术，所有的配置都是 JSON 对象，只包含用冒号连接的键值对，用逗号进行分割，用括号进行对象

包裹。JSON 具有易于人阅读和编写，同时也易于机器解析和生成的特点。

5. 动态交互性　Highcharts 支持丰富交互性，在图表创建完毕后，可以用丰富的 API 进行添加、移除或修改数据列、数据点、坐标轴等操作。结合 jQuery 的 ajax 功能，可以做到实时刷新数据和用户手动修改数据等功能，结合事件处理，可以做到各种交互功能。

6. 支持多坐标轴　多个数据进行对比是非常常见的需求，Highcharts 可以让每个类型的数据添加坐标轴，每个轴可以定义放置的位置，所有的设置都可以独立生效，包括旋转、样式设计和定位，当然也支持多个数据共用一个坐标轴。

7. 数据提示框　当鼠标画图形时，Highcharts 可以将数据点或数据列的信息展示在提示框中，并且提示框会跟随用户的鼠标，可以智能地显示离鼠标最近的点或被遮盖点的信息。

8. 时间轴　75% 的直角坐标系（包含 X 轴和 Y 轴）图表是时间轴图表，因为 Highcharts 对时间轴的处理非常智能。Highcharts 以毫秒为单位，可以精确地计算出月、周、日、小时、分钟等时间刻度的位置。

9. 导出和打印　Highcharts 支持导出功能，用户可以一键导出 PNG、JPEG、PDF 或 SVG 文件，通过插件可以实现导出为 Excel 文件的功能；另外，用户还可以从网页上直接打印图表。

10. 缩放和钻取　通过缩放可以方便地查看不同范围的数据；通过钻取可以方便地查看不同级别的详细数据。

11. 方便加载外部数据　Highcharts 的数据是 JavaScript 数组或对象，这些数据可以是本地的配置对象，独立的数据文件（JSON、CVS）甚至是不同的网站上定义。另外，这些数据可以任何形式处理好并加载到 Highcharts 中。

12. 仪表图　仪表图对于 Dashboard 来说特别理想，这种图表就像速度计一样，一眼就可以轻松阅读。

13. 极地图　折线图、面积图、柱形图等图形可以通过一个简单的配置转换成极地图、雷达图。

14. 文本旋转　图表中所有的文本，包括坐标轴标签、数据标签等都可以进行任意角度旋转。

二、Highcharts 图表演示

1. 线图（曲线图）（图 6-2）。

2. 面积图（图 6-3）。

3. 柱形图（柱状图及条形图）（图 6-4）。

4. 饼状图（饼图及环形图）12 种（图 6-5）。

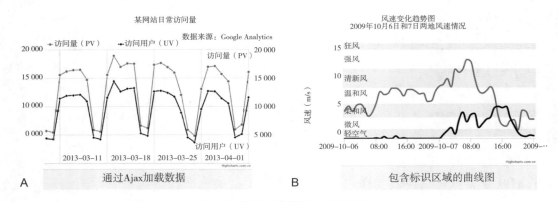

图 6-2 线图（折线图及曲线图）

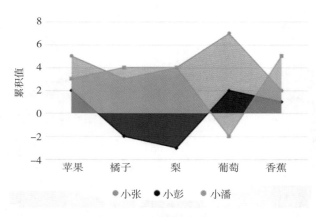

图 6-3 包含负值的面积图

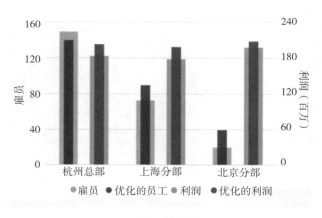

图 6-4 柱形图

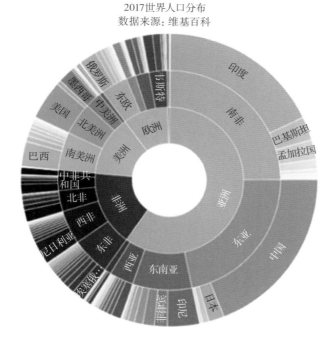

图 6-5　饼状图（饼图及环形图）

5. 散点图及气泡图 10 种（图 6-6）。

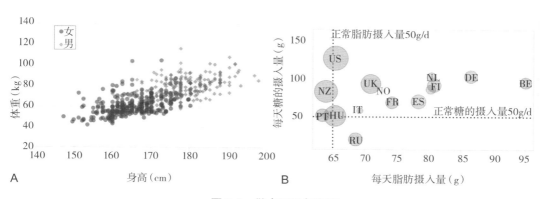

图 6-6　散点图及气泡图

A：散点图；B：包含辅助的气泡图

6. 动态交互图（图 6-7）。

7. 3D 图 10 种。

8. 仪表图。

9. 关系图（图 6-8）。

10. 热力图。

11. 其他图标类型 23 种（图 6-9）。

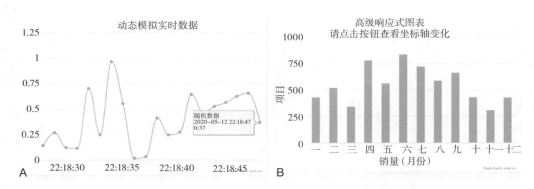

图 6-7　动态交互图

A. 实时刷新的曲线图；B. 高级响应式图表

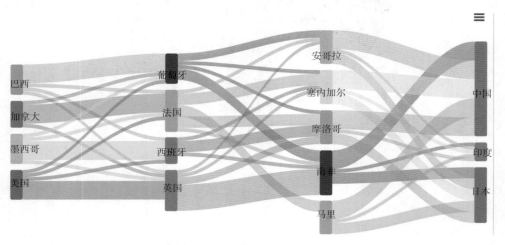

图 6-8　关系图（Highcharts 桑基图）

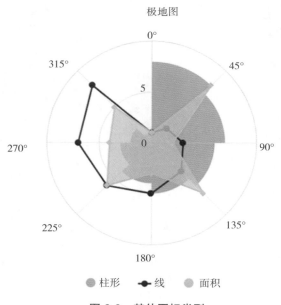

图 6-9　其他图标类型

第三节 ECharts

Enterprise Charts 简称 ECharts，是一个使用 JavaScript 实现的开源可视化库，可以流畅地运行在 PC 和移动设备上，兼容当前绝大部分浏览器（IE9/10/11，Chrome，Firefox，Safari 等），底层依赖矢量图形库 ZRender，提供直观、交互丰富、可高度个性化定制的数据可视化图表。

一、ECharts 功能特点

1. 丰富的可视化类型   ECharts 提供了常规的折线图、柱状图、散点图、饼图、K 线图，用于统计的盒形图，用于地理数据可视化的地图、热力图、线图，用于关系数据可视化的关系图、treemap、旭日图，多维数据可视化的平行坐标，还有用于 BI 的漏斗图，仪表盘，并且支持图与图之间的混搭。除了已经内置的包含了丰富功能的图表，ECharts 还提供了自定义系列，只需要传入一个 renderItem 函数，就可以从数据映射到任何想要的图形，还能和已有的交互组件结合使用。可以在下载界面下载包含所有图表的构建文件，如果只是需要其中一两个图表，也可以在在线构建中选择需要的图表类型后自定义构建。

2. 多种数据格式无须转换直接使用   ECharts 内置的 dataset 属性（4.0+）支持直接传入，包括二维表、key-value 等多种格式的数据源，通过简单地设置 encode 属性就可以完成从数据到图形的映射，这种方式更符合可视化的直觉感受，省去了大部分场景下数据转换的步骤，而且多个组件能够共享一份数据而不用克隆。为了配合大数据量的展现，ECharts 还支持输入 TypedArray 格式的数据，TypedArray 在大数据量的存储中可以占用更少的内存，对 GC 友好等特性也可以大幅度提升可视化应用的性能。

3. 千万数据的前端展现   通过增量渲染技术（4.0+），配合各种细致的优化，ECharts 能够展现千万级的数据量，并且在这个数据量级依然能够进行流畅的缩放、平移等交互。几千万的地理坐标数据就算使用二进制存储也要占上百 MB 的空间。因此，ECharts 同时提供了对流加载（4.0+）的支持，可以使用 WebSocket 或者对数据分块后加载，加载多少渲染多少，不需要漫长地等待所有数据加载完再进行绘制。

4. 移动端优化   ECharts 针对移动端交互做了细致的优化，例如，移动端小屏上适于用手指在坐标系中进行缩放、平移。PC 端也可以用鼠标在图中进行缩放（用鼠标滚轮）、平移等。细粒度的模块化和打包机制可以让 ECharts 在移动端也拥有很小的体积，可选的 SVG 渲染模块让移动端的内存占用不再捉襟见肘。

5. 多渲染方案，跨平台使用   ECharts 支持以 Canvas、SVG（4.0+）、VML 的形式渲染图表。VML 可以兼容低版本 IE，SVG 使得移动端不再为内存担忧，Canvas 可以轻松应对大数据量和特效的展现。不同的渲染方式提供了更多选择，使得 ECharts 在各种场景下都有更好的表现。除了 PC 和移动端的浏览器，ECharts 还能在 node 上配合 nodecanvas 进行高效的服务端渲染（SSR）。从 4.0 开始提供了 ECharts 对微信小程序的适配，还提供丰富的语言扩展，比如 Python 的 pyecharts，R 语言的 echarty,Julia 的 ECharts.jl 等。

6.深度的交互式数据探索　交互是从数据中发掘信息的重要手段。"总览为先，缩放过滤按需查看细节"是数据可视化交互的基本需求。ECharts 一直在交互更新，提供了图例、视觉映射、数据区域缩放、tooltip、数据刷选等开箱即用的交互组件，可以对数据进行多维度数据筛取、视图缩放、展示细节等交互操作。

7.多维数据的支持及丰富的视觉编码手段　ECharts 3 开始加强对多维数据的支持。除了加入平行坐标等常见的多维数据可视化工具外，对于传统的散点图等，传入的数据也可以是多个维度的。配合视觉映射组件 visualMap 提供的丰富的视觉编码，能够将不同维度的数据映射到颜色、大小、透明度、明暗度等不同的视觉通道。

8.动态数据　ECharts 由数据驱动，数据的改变驱动图表展现的改变。因此动态数据的实现也变得异常简单，只要获取数据，填入数据，ECharts 会找到两组数据之间的差异，然后通过合适的动画去表现数据的变化。配合 timeline 组件能够在更高的时间维度上去表现数据的信息。

9.绚丽的特效　ECharts 针对线数据、点数据等地理数据的可视化提供了显著的特效。

10.通过 GL 实现三维可视化　在 VR、大屏场景里实现三维的可视化效果，基于 WebGL 的 ECharts GL，可以像使用 ECharts 普通组件一样轻松使用 ECharts GL 绘制出三维的地球、建筑群、人口分布的柱状图，还提供不同层级的画面配置项，几行配置就能得到艺术化的画面。

11.无障碍访问（4.0+）　当说到"可视化"，往往很自然地将它与"看得见"联系在一起，但其实这是片面的。W3C 制订了无障碍富互联网应用规范集（WAIARIA，the Accessible Rich Internet Applications Suite），致力于使得网页内容和网页应用能够被更多残障人士访问。ECharts 4.0 遵从这一原则，支持自动根据图表配置项智能生成描述，使得盲人可以在朗读设备的帮助下了解图表内容，让图表可以被更多人群访问。

二、ECharts 图表演示

1.折线图（图 6-10）。

2.柱状图（图 6-11）。

3.饼图（图 6-12）。

4.散点图（图 6-13）。

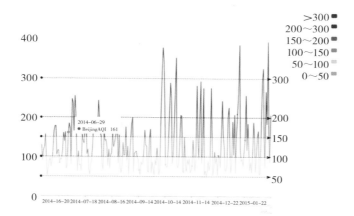

图 6-10　折线图

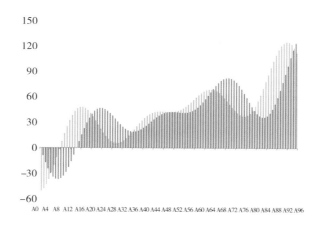

图 6-11　柱状图

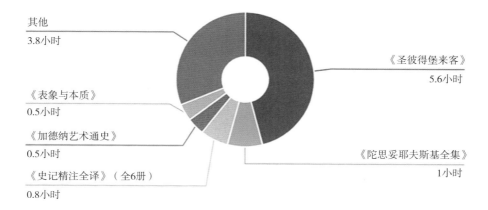

图 6-12　饼图

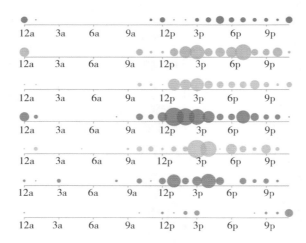

图 6-13 散点图

a.上午（am）；p.下午（pm）

5.地理坐标／地图。

6.K 线图。

7.雷达图。

8.热力图。

9.关系图（图 6-14）。

10.树图和矩形树图（图 6-15）。

11.旭日图和平行坐标系。

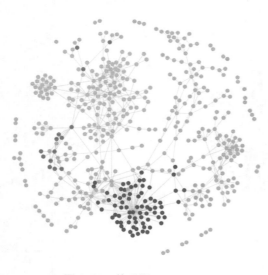

图 6-14 关系图

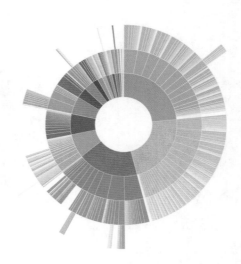

图 6-15 矩形树图

12.桑基图和漏斗图。

13. 仪表盘和象形柱状。

14. 主题河流图和日历坐标系。

15. 自定义系列。

16.3D 球和柱状图。

17.3D 散点图和曲面图 18 种。

18.GL 散点图、GL 路径图、GL 矢量场图、GL 关系图。

三、ECharts 和 HighCharts 对比

业界有无数的可视化控件，不乏优秀的代表，如 Chartjs、RGraph、D3js 等。有的免费甚至开源的，有的则是商业的。在这里选择了知名度很高的 HighCharts，一个优秀、成熟的商业可视化控件。下面先对比 ECharts 和 HighCharts 所支持的图标类型（表 6–1）。

表 6-1　ECharts 和 HighCharts 所支持的图标类型对比

特征	ECharts	HighCharts
柱状图	是	是
折线图	是	是
饼状图	是	是
散点图	是	是
雷达图	是	是
K 线图	是	Highstock
力导向图	是	否
和弦图	是	是
地图	是	Highmap
河流图	是	否

由表 6–1 ECharts 和 HighCharts 所支持的图表类型对比，可以看出 HighCharts 在支持图表类型方面是相当丰富的，如柱状图（条形图）、折线图（面积图）、饼状图（环形图）、散点图（气泡图）、雷达图、K 线图、和弦图、地图等都被 HighCharts 支持。而 ECharts 在上述 HighCharts 所支持的图表类型的基础上，力导向图与河流图也被 ECharts 所支持。许多特色图表也被 ECharts 和 HighCharts 所共同支持，其中包括词云、桑基图、热力图、仪表板等。从表 6–1 中还可以看出在地图显示方面它们也是有所不同的，ECharts 用的是百度地图插件，而 HighCharts 用的是谷歌地图插件。

可以看出拖曳重计算、数据视图、动态类型切换、值域漫游、大规模散点、炫光特效、多图联动、数据区域缩放、图例开关、多维度堆积、混搭、图片导出等都被 ECharts 支持，而 HighCharts 不支持拖曳重计算、数据视图、动态类型切换、值域漫游、大规模散点、炫

光特效、多图联动。

如果要将 Excel 用于整个可视化过程，应使用其图表功能来增强其简洁性。Excel 的默认设置很少能满足这一要求，Excel 的局限性在于它一次所能处理的数据量上，而且针对不同数据集来重制一张图表会是件很烦琐的事情。HighCharts 与 ECharts 对比得到，HighCharts 在支持图标类型和可视化交互方式都没有 ECharts 丰富。最主要的一点是 ECharts 开源免费的产品，而 HighCharts 没有完全免费。

ECharts 可以为可视化呈现数据最真实的一面，并且提供了一些直观、易用的交互方式以便于用户对所展现的数据进行挖掘、提取、修正和整合，如拖曳计算、数据视图等。让用户可以更加专注自己所关心的地方，如图例开关、数据区域缩放、值域漫游。让用户可以用多样的方式去解读同样的数据，如动态类型切换、多维度堆积、多图联动、混搭等。使用 ECharts 不是让用户成为信息的被动接收者，它可以让用户去重新定义数据图表，让用户参与其中，是一个拥有互动图形用户界面的数据可视化工具。

第四节　D3

D3.js（Data–Driven Documents）于 2011 年由斯坦福可视化小组（stanford visualization group）开发并发布。D3.js 可以理解为由数据驱动绘图流程的程序设计方案模型，是一个基于数据的用于操作文档的 JavaScipt 库，与 W3C 标准兼容。这里的文档（documents）指基于 Web 的网页或者文档，比如 HTML、DIV、SVG 等。因其出色的性能和丰富的库函数，D3.js 常常被用在各种新闻媒体网站上及各种出版物的可视化绘制上。通常，想要用原生的 HTML 或者 SVG 来实现一些可视化设计方案是非常繁琐和困难的，D3.js 提供了良好的封装，让开发者专注于图表的布局和数据交互逻辑上。在封装层次方面，封装层次太高会使得用户开发的灵活性受到一定的限制，但封装层次太低又会使程序过于冗长，D3.js 在这方面上取得了平衡。D3.js 可以将数据与网页的 DOM 元素绑定在一起，采用链式语法，提供丰富的 API，大大简化了使用 JavaScript 代码操作数据。

一、D3 功能特点

D3 允许将任意数据绑定到文档对象模型（DOM），然后将数据驱动的转换应用到文档上。例如，可以使用 D3 从一个数字阵列中生成一个 HTML 表格。或者使用相同的数据来创建一个具有平滑过渡和互动的交互式 SVG 条形图。

D3 不是一个单一的框架，D3 解决的是问题的关键：基于数据的高效文档操作，避免了局限的数据展现，提供了非凡的灵活性，体现出诸如 CSS3、HTML5 和 SVG 等 Web 标准的全部功能。D3 的成本最小，速度极快，支持大型数据集和动态行为的交互和动画。D3 的功能风格允许通过各种官方和社区开发的模块重复使用代码。

在 D3 中，样式、属性可以被指定为数据的函数，例如，d3.geoPath 函数可以将地理坐标投射到 SVG 路径数据中。D3 提供了许多内置的可重复使用的函数和函数工厂，如面积图、线图和饼图的图形基元。

D3 不论是做多复杂的图形，都能够通过数据驱动的方式以及数据更新的方式来实现。D3 并非一个旨在涵盖所有功能特征的整体框架，相反，D3 解决的问题核心是：基于数据的高效文档的灵活操作。D3 的速度非常快，支持大型数据集以及交互与动画的动态行为。并且 D3 的函数风格允许通过各种组件和插件的形式进行代码的重用。D3 的编程流程是：首先把输入的原始数据转化成为标准的 D3 可接受的数据格式，接着根据原始数据定义好 X 轴函数、Y 轴函数和定义好作图方式（如 d3.line），然后在 SVG 上面面出 X 轴、Y 轴，根据原始数据结合 X 轴及 Y 轴函数做线状图，再画出标题等细节的东西，最后，给已经完成的图形添加动画效果。

二、D3 图表演示

1. 动画　D3 的数据连接、插值器和缓和器能够在保持对象不变的情况下实现视图之间灵活的动画转换。

2. 交互　D3 允许在交互过程中执行增量更新。D3 支持流行的交互方式，包括拖动、刷新和缩放。

3. 分析　D3 的作用不仅仅是可视化，它还包括定量分析的工具，如数据转换、随机数生成、六边形分选和通过行进方程的轮廓。

4. 层次结构　D3 也支持分层数据，有流行的布局，如树状图、整齐的树和密集的圆圈，可以完全控制数据的显示方式。

5. 网络　D3 与网络数据（协同运作，用于解决竞争约束的模拟力和迭代的 Sankey 布局。

6. D3　D3 的刻度和坐标轴支持的基本的图表。

7. 线条　基于 SVG 和 Canvas，直接展示数据。

8. 面积图　用差异图或流图比最基本的面积图更直观。山脊线图和地平线图适用于比较许多同时发生的时间序列。

9. 点状图　最基础的散点图。对于单一维度，可以考虑蜂巢式；对于寻找成对维度的相关性，可以尝试 SPLOM。

10. 辐射图　饼状图和圈图适合于将一个部分与整体进行比较。径向布局图适用于展示周期性数据。

11. 注释　标签、图例、坐标轴、标题、指南和按键有助于可视化的有效交互沟通。

12. 地图　D3 实现了一系列令人眼花缭乱的地理推算。它与 GeoJSON、TopoJSON，甚至是 shapefiles 都有很好的融合。

13.Essays 将互动的可视化内容无缝地编织到文章中，以获得可理解的分析。

第五节 地理信息技术

地理信息系统（geographic information system, GIS）是以计算机软件、硬件系统为基础，并结合地理学、几何学等其他学科为一体，对空间分布的人类活动数据进行采集、整理、编辑、分析和描述的一门新兴技术，随着各个学科交叉不断深入，GIS 技术的应用受到了重视，目前 GIS 技术在各个领域的开发应用得到了迅猛发展，已经运用到人口流动、交通指挥、军事训练、灾害救护、资源探查和环境保护等领域中。随着我国经济的不断增长和科技不断地进步，运用 GIS 技术也成为传染病控制的重要组成部分。GIS 是以计算机系统为载体，通过数据采集，获取内容数据与其对应的空间数据，再经数据的格式化及转换后，将不同来源、不同属性的数据集成整合为一体，存储于计算机内，通过设定的软件功能实现信息查询、检索、统计、计算以及空间分析、模型分析等，再经屏幕、打印或拷贝显示报告、表格、地图等显示。其中能对空间相关数据进行管理，并分析其中要义是 GIS 的核心技术。

进入 20 世纪 90 年代后，GIS 逐渐应用于传染病监测防控领域中，并且设置于某一地区的疾病预防控制中心。在南非，GIS 技术在 20 世纪 90 年代被纳入疟疾控制项目，现在用于各个方面，包括疟疾病例的测绘和病媒控制覆盖率的监测。澳大利亚和新加坡正在其病媒和登革热控制项目中广泛使用 GIS 系统。例如，澳大利亚昆士兰州卫生部利用 GIS 持续绘制与已实施病媒控制的空间覆盖范围相关的登革热病例位置，以帮助确定应对活动是否具有足够的空间覆盖范围。新加坡国家环境局在广泛的病媒和登革热控制活动中使用 GIS，包括登革热病例位置跟踪、病媒蚊子监测和病媒控制覆盖率监测。由于 1999 年西尼罗河病毒的出现，美国研发了一个新的基于 GIS 的国家虫媒病毒疾病监测系统——ArboNET。该系统汇编了各种虫媒病毒疾病（西尼罗河病毒疾病、圣路易斯脑炎、东部马脑炎、西部马脑炎、拉克罗斯脑炎和波瓦桑脑炎）的监测数据，包括人类和家畜疾病的数据，以及脊椎动物（如哨鸡或野鸟）和媒介感染的监测数据（如对库蚊进行西尼罗河病毒检测）。在国内，胡茂琼等在分析血吸虫所引起疾病的分布和变化之间的联系时也是基于对多种空间和动态地理信息运用和分析。吴楠等通过应用 GIS 分析了深圳市南山区蚊媒介密度监测资料发现，该区蚊媒分布具有空间聚集性，这一发现为今后深圳市南山区疾控中心的防控蚊媒传染病工作提供了重要的参考依据。另，李秀君等借助 GIS 空间分析功能，对霍乱株菌进行动态监测，通过预测和模拟出霍乱时空传播风险，实现其对霍乱流行趋势的掌握，最终科学合理地指导了霍乱防控措施的制订。除 GIS 外，全球定位系统（global positioning system, GPS）也应用到了传染病预防控制工作当中，例如，广西地区通过 GPS 定位系统定位到 3776 例患者及发热门诊监测伤寒发热情况；综合大量研究发现，GIS 可以研究传染病的地理分布规律，帮助分析传染病的发生、流行与时空之间的关系，这不仅为传染病防控打下了坚实的基础，也为传染病救治提供了快速便捷的方法。在应用 GIS 监测防控传染性疾病的过程中，医院通常扮演提供传染病病例空间数据信息的角色。

目前 GIS 也为传染病流行病学研究提供了全新的研究方法和手段，许多疾病控制专家已经将此技术用于监测多种传染性疾病。当众多 GIS 技术运用于传染病防控防治中时，其主要作用包括风险评估、监测预警、预防控制措施制订等。

一、GIS 技术的主要功能

（一）数据处理

GIS 技术对空间和属性数据进行采集。空间数据指图形实体数据，最初的来源是纸质资料的数字化和大地资料的实地测量，后来遥感和航空摄影设备发展提供新的获取数据的方法。属性数据指图形实体特征数，一般采用键盘或终端输入。GIS 技术进一步核对、纠正和编辑数据，去掉转换中的错误数据，将数据以恰当形式存储于数据库中，方便查询和分析。

（二）空间传播规律和时空格局分析

空间分析是以地理事物的空间位置和形态为基础，以地学原理为依托，以空间数据运算为特征，提取与产生新的空间信息的技术与过程，即通过空间数据和空间模型的联合分析来挖掘有关地理对象的空间位置、分布、形态、形成和演变等潜在信息并进行分析，如获取关于疾病的空间分布、空间形成及空间演变的信息。因此，GIS 能有效管理流行病学研究资料中的空间相关数据，分析不同区域疾病分布和变化的联系，探索疾病病因及各种影响因素，从而为疾病预测预警、防控措施的制订、防控效果的评价等方面提供科学的决策依据。GIS 既可以进行空间图形与属性的双向查询（即根据空间图形查询其有关属性），又可以根据属性特征查询到空间图形。流行病学专家在分析位置、环境和疾病之间的关系时一般以地图为工具，而 GIS 的空间分析和显示功能十分适宜。用户能够根据需要建立应用分析模式，通过动态分析为评价、管理和决策服务。GIS 的空间分析包括空间聚类分析、空间统计分析和追踪分析等。

1. 空间聚类分析　通过提取各疫点及所属省份中心点的经纬度信息，统计各省份各等级医院数量，导入 SaTScan3.0 软件中进行空间聚类分析。

2. 空间统计分析　在流行病学中，距离是影响与致病因子的接近程度和与传染病宿主接触可能性的重要因素。因此，空间统计分析方法主要用于描述可能存在致病因子的环境景观人群分布和构成特征，确定生物空间密度，进而建立所有相关实体的相似度测量指标。根据我国各省地貌情况建立中心点图层，以中心点为圆心分别建立 50、100、150、200KM 的缓冲区，空间查询功能分别查询各缓冲区范围内的疫点数，并计算我国城市、县城及乡镇周边范围内疫情暴发点数。

3. 追踪分析　应用追踪分析模块对传染病疫点的时空变化趋势进行动态模拟，并根据各疫点的时间分布建立季节时钟专题图，动态显示每天疫情发生的分布情况。

疾病空间分布分析利用 GIS 系统，可以直观展现疾病时空分布，确定疾病的重点地区、高危人群、探索疾病的起因或影响因素。明晰传染病的流行分布特征是进行科学防控需要预先掌握的基础信息，只有精确掌握传染病空间分布特征，才能有效分析疾病的病因及其影响因素，进而制订出有效的防控措施。

GIS 可以从时空角度探索传染病的时空分布规律，发现"冷热点"，并通过发病数据的地理位置信息，在各级行政尺度上明确发病人数、罹患率或发病率等情况，通过行政编码与软件 ArcGIS 对应编码连接，制作发病率等各指标的地图，进而阐明疫情的流行动态，更加准确地制订重点区域的预防控制策略。

在其他传染病上 GIS 的应用：彭志行等将江苏省各县（市）HIV 感染者人数疫情数据与感染者居住地的地理特征相结合，采用空间自相关分析和空间线性回归分析发现，江苏省 HIV 感染者总体呈现随机分布，但局部地区存在感染者聚集现象，而且苏南地区疫情远远比苏北和苏中地区严重。张人杰等收集 2003—2012 年 WHO 报告的 5963 起高致病 H5N1 禽流感暴发事件，运用多距离空间聚类分析、自相关分析等方法分析发现，H5N1 禽流感的时空分布存在显著异质性，人类活动和候鸟迁徙都是禽流感传播的重要途径。

（三）可视化表达

可视化表达能够利用图表、图形等具象化的方式表达出大量抽象的数据，利用有效的视觉化处理能够简单明了地向社会大众展示复杂难懂的数据信息。GIS 软件在操作和生成复杂的时空数据可视化方面仍然处于领先地位，目前交互式数字地图和虚拟地球仪（如谷歌 Maps™ 和谷歌 Earth™）的出现实现了对疾病数据进行的简单可视化，将此类数字平台集成到数量不断增加的公共卫生项目和平台中。例如，谷歌 Earth™ 拥有多种格式生成风险地图的能力，包括在卫星图像上的叠加和时空模式的动态插图，可以作为电影剪辑播放。与此同时，基于 Web 的信息提供领域取得了爆炸性发展，可将风险地图分发给广泛的利益攸关方，包括医学界、病媒控制从业人员、决策者和广大公众。

在疫情发生的初期，GIS 的可视化表达主要被用于完成疫情信息的发布，如存量数据、累计数据、增量数据等，利用合理的叠加地图能够加深公众对疫情严重程度和感染规模的理解。在政府不断细化疫情防控工作的过程中，与 GIS 的可视化表达相结合，能够有效拓展疫情防控工作的广度和深度。《自然》杂志利用 HealthMap 平台跟踪高致病性禽流感 H5N1 的全球时空传播在 2006 年获得了在线出版商协会（AOP）新数字平台使用奖。谷歌 Earth 也被证明对于可视化来自发展中国家非正式住区或农村地区的疾病数据很有价值，这些地区缺乏地理定位基础设施，如道路名称或门牌号，无法使用传统的测绘软件来可视化疾病数据。

可视化无论是作为分析过程的一部分还是交流一部分，一直都是空间分析的一个特殊优势。大数据分析强调使用图表和地图的交互式可视化方法，以便分析师和决策者能够快速从最新数据中获得见解。可视化基本因子有两个：一个是两点之间的可视性，另一个是可视域，即对于给定的观察点所覆盖的区域。①判断两点之间的可视性的算法，其基本思路如下：首先确定观察点和目标点所在的线段与 XY 平面垂直的平面 S，然后求出地形模型中与 S 相交的所有边，继而判断相交的边是否位于观察点和目标点所在的线段之上，如果有一条边在其上，则观察点和目标点不可视。②计算可视域的算法，分基干规则格网 DEM，计算可视域的方法是沿着视线的方向，从视点开始到目标格网点，计算与实现相交的格网单元（边或面），判断相交的格网单元是否可视，从而确定视点与目标视点之间是否可视。

二、GIS 技术在传染病监测的作用

（一）传染病风险评估

传染病动态监测及评估是疾病防控的核心。Beauchamp 等运用 GIS 分析当地居民对药物的购买情况来预测流感样病例的发生，结果发现居民对乙酰氨基酚、咳嗽／感冒药和异丙嗪类药物的需求情况与疾控中心公布的流感样病例数据有高度相关性。GIS 技术传染病风险评估功能体现在分析疫情实时发展情况时，GIS 定位的功能能够帮助疾控中心工作者有效定位疫情地点，绘制出疫情危害图，以清楚地看到疫情的分布情况，并合理智能地分析疫情传播现状，辅助疾控中心工作者在最短的时间内分配防控人员，并在有限资源下发挥最大的潜力去处理传染病疫情事件，有效地控制疫情的蔓延，从而降低疫情带来的伤害。

2020 年 1 月，国内一些研究机构已经借助对比 SARS 的传播途径，结合人流迁徙地理数据，定量评估了长江中游城市群等城市与其他人流迁徙相关的城市地域风的疫情传播和扩散风险，其研究表明，1 月中下旬，湖北省荆州、襄阳、宜昌和外省的广州、东莞、昆明和长沙等地区，尽管尚未发现疫情，但存在较高的疫情风险。

（二）传染病监测预警

应用 GIS 技术防控传染病可以通过掌握或预测一定时期内某一传染病的人群和地理分布特征，从而进一步实现预警功能。目前医院应用的传染病监测手段包括基于挖掘分析医院信息系统数据的主动监测和借助医务人员上报传染病流行病学特征信息的被动监测两种。然而不管是主动监测还是被动监测，作为传染病流行传播的关键地理空间信息，或受临床医师个人能力影响而不易觉察并预警，即可能导致医院不能及时有效地发现反映某一传染病的地理空间分布特征和空间关系。而 GIS 是连接空间数据、确定疾病地理分布特征的有效方法，能对空间数据进行采集、编辑、管理、分析和评价等，可以帮助医院完善健全监测预警传染病技术。GIS 空间自相关分析或扫描统计等方法可揭示疫情的空间分布特征，进而探讨疾病的高发地区和高危人群，为疫情监测分析提供理论依据。

20 世纪 90 年代初，欧美一些国家利用 GIS 技术相继在非洲建立了监测和控制锥体病、疟疾和盘尾丝虫病等虫媒传染病的长期监测项目计划，并取得了一定成果。Desjardins 等进行前瞻性时空分析，对美国的新型冠状病毒感染聚集区进行监测。Lakhani 通过热点分析，探讨墨尔本新型冠状病毒感染的高危地区。Hart 等通过模型计算和成本分析，提出常规废水监测在疫情中可以提示社区中出现新的新冠肺炎病毒感染，有助于疫情监测。GIS 能够辅助追踪确诊病例的活动轨迹，判定密切接触人员和共同暴露史等。美国霍普金斯大学就制作了"全球新冠病毒扩散地图"，通过综合 WHO、荷兰媒体以及各国政府和卫生部门的信息，向公众展示了新型冠状病毒感染的流行状况，在此基础上研发了新型冠状病毒感染实时监测系统，通过实时追踪和手动追踪，实现疫情数据共享与动态监测。意大利、英国、阿联酋等国家政府推出了新型冠状病毒感染患者密切接触者追踪手机 App，该 App 借助 GIS 技术，能够通过蓝牙和 GPS 定位技术，利用高精度授权 GIS 系统服务，追踪患者。国内部分地图服务商推出了周边疫情的地图服务，个人用户通过授权访问，能够掌握自己所在社区及其周边的疫情情况，能够有效地指导用户进行科学出行和防护等。

现阶段，随着我国全面普及智能手机，广大用户已经成为 GIS 系统的用户。当政府发布疫情情况后能够实现对所有国民的全面覆盖，在很大程度上推动了群防群控的落实。开发者通过官方疫情数据能够推出各种专题地图，在网络有效覆盖的区域所有用户都能够通过手机、电脑等数据了解疫情变化情况，甚至有的开发者还将疫情地图精确到小区，帮助用户了解自身周围的疫情分布情况，能够使感染疫情的概率得到有效降低。同时在现阶段的流行病调查工作中移动 GIS 已经成为重要的辅助技术，对其进行有效利用，能够准确判断密切接触者、确诊病例的实时空间变化和空间位置分布情况。

（三）传染病预防控制措施制订

随着社会的发展，疾病预防控制工作变得越来越重要。国外就有学者为公共健康服务提供合理的决策意见开发了基于 GIS 的社会健康需求评价系统。而自 2003 年 SARS 暴发后，传染性疾病预防控制工作在我国得到了重视，对于这种大范围的新发突发传染病暴发事件，医院作为救治传染性疾病的主要场所，必须做好预防控制工作。GIS 技术在此过程中可以帮助医院收集和分析传染病的地理数据，更好地了解传染病的分布情况，促进医院及时采取有效的预防措施。目前，我国基于 GIS 技术的传染病预防控制措施主要以地方政府为指导单位，以医院为执行单位开展，例如北京、合肥等地已建立一些基于 GIS 的应急信息系统或决策支持系统。其中北京利用公布的 SARS 病例数据，采用空间数据相关性分析手段，试图分析出 SARS 的空间分布，对疫情采取有效防控策略、定点医院的成立后疾病的空间聚集后期疾病得到有效控制。合肥采用 GIS 技术，以本市的电子地图为平台对街道、乡镇、发热门诊和医院进行了动态数据分析，通过电子地图进行实时动态数据显示，并对各类专题信息根据时间段、地域范围等条件进行数据的查询、统计、分析，为合肥市 SARS 防治决策发挥了重要作用。

（四）展望

结合 GIS 监测技术要点和其在传染病监测中的实际应用现状，医院在开展传染病监测预警工作时，应促使临床医师或其他医院人员尤其增强对就诊患者旅居史以及现住址等地理空间信息的询问深度，以保障能够及时发现聚集性病例。在数字化时代，医院传染病监测预警工作应当走在前端，以下是一些方面的展望。①疫情监测和预测：GIS 技术可以搜集、整理和分析疫情相关数据，包括医疗服务机构、疾病报告及其传播途径等。利用 GIS 技术，可以更加准确和及时地判断和预测疫情发展的趋势和规律，从而更好地制订和实施疫情防控策略。②风险评估：GIS 技术可以对不同地域的环境特征、人口密度、交通状况等因素进行综合分析，评估各区域传染病暴发的风险程度，为制订防控策略提供依据。③病例跟踪和溯源：GIS 技术可以对病例进行精确定位，并绘制疫情分布图，以帮助疾控部门更快地找到源头，追踪病例传播途径，及时采取应对措施，有效遏制疫情的蔓延。④资源调配和协调：GIS 技术可以为医疗救援团队提供实时路线、交通堵塞等信息，提高急救和医疗服务的效率和时效，优化医疗资源配置，协调救援资源和人员调度等。总之，GIS 技术可以对疫情的防控、监测、评估、跟踪、治疗和资源调配等多方面提供支持，有望成为未来疫情防控的重要工具之一。

未来，医院在传染病监测预警系统的研发中也应添加对旅居史和现住址等地理空间信息分析的模块。帮助医务人员快速掌握传染病流行病学特征信息，提升医院监测预警传染病病例的灵敏性和传染病防控工作的及时性。

第七章

国内外传染病监测和应对系统

第一节　欧洲军团菌病监测网络

军团菌病（legionnaires disease，LD）严重影响公共卫生，人们需要对疫情暴发做出迅速和彻底的反应，以便进行预防。理想情况下，各国应标准化 LD 的定义、诊断、报告和应对 LD 暴发的有效方法。在 ECDC 的协调下，欧洲军团菌病监测网络（the European Legionnaires' Disease Surveillance Network，ELDSNet）在欧洲开展对 LD 的监测。ELDSNet 包括欧盟成员国，以及冰岛和挪威。自 2010 年以来，各参与国的 ELDSNet 成员每年向 ECDC 托管的 TESSy 数据库报告符合欧盟病例定义的所有 LD 病例。

20 世纪 80 年代中期，欧洲就开始在多个国家对 LD 进行监测。自欧洲传染病网络（European communicable diseases notwork，ECDC）成立以来，ECDC 在欧盟层面对 LD 进行监测。ECDC 收集来自欧盟的 LD 年度监测数据，以分析疾病趋势。为了实现监测目标，2010 年建立了名为欧洲军团菌病监测网络的特定疾病网络各参与国负责公共卫生的代表为该网络的官方成员。这些成员通常包括来自国家公共卫生研究所或卫生部的一名公共卫生流行病学家和来自国家或地区军团菌参考实验室的一名微生物学家。

在 ECDC 之前，1986 年成立名为欧洲军团菌感染工作组（the European Working Group for Legionella Infections，EWGLI）的网络。2002 年 5 月，采用 EWGLINET 这个名称，目的是将监测工作与 EWGLI 开展的其他工作进行区分。1993 年至 2010 年 3 月底，EWGLI 和 EWGLINET 由伦敦的健康保护署感染中心（原公共卫生实验室服务传染病监测中心）进行统一管理。自 2010 年 4 月起，运营该网络成为 ECDC 的责任，并正式更名为 ELDSNet。ELDSNet 的主要目的是监测、控制和预防欧盟的 LD。此外，ELDSNet 在欧盟内部共享信息并进行合作，以使欧洲国家的居民受到保护，避免因在本国或国外旅行而感染 LD。

一、数据来源与收集

每年初收集所有国家报告的病例数完成对数据的收集。每个欧洲国家指定的 ELDSNet 成员需要以电子方式向 TESSy 数据库报告其国家在上一年度报告的所有病例。自 2005 年以来，向欧盟报告的病例中约有 20% 是与旅行有关的（国内或国际旅行）。

与旅行相关军团菌病（travel associated Legionnaires disease，TALD）监测计划有不同的目标。ECDC 每天都会实时地从 TESSy 收到个体病例的报告。报告国一般是指确诊病例的国家。因此，根据案件的旅行行程，报告国可能不同于案件的居住国。病例报告包括年龄、性别、发病日期、诊断方法和个人在发病前 2 ～ 10 天停留过的地方的旅行信息。只报告住在商业或公共住宿场所的病例，住在亲戚或朋友家里的 LD 病例则不报告。所有网络成员都通过 ECDC 传输案例信息，并对收到的病例报告进行审查，在该地点搜索自 1987 年开始记录以来任何时间与该地点相关的其他病例。通过完整和快速的报告，监测网络可以监测到来自 2 个或多个国家的居民前往同一个目的地或住在同一商业住宿地点的 TALD 群体。收到信息后，网络国家会采取具体及时的行动，以保护在欧盟指定地点逗留的旅客。收到报告后，根据网络商定的定义，将每个新病例归为单个病例或群体的一部分。如果旅行相关感染与欧盟以外国家有关，ECDC 将直接或通过与 WHO 的合作与国家当局联络。通过这种方式，可以在欧盟以外的地区促进 TALD 的预防。截至 2018 年 4 月，TALD 监测是 ECDC 全年运行的唯一基于指标的监测方案。

监测数据来自 2 个不同的计划，第一个计划涵盖欧盟国家每年报告的所有病例，目标如下：①监测一段时间内的趋势，并在成员国之间进行比较；②监测 LD 引起的发病率和死亡率，确定面临风险的人群和需要采取有针对性预防措施的人群；③为欧盟和（或）成员国层面的公共卫生决策和行动提供依据。第二个准实时报告计划涵盖与 TALD，包括来自欧盟以外国家的报告。其主要目的是确定与住宿场所有关的病例群，在受影响的住宿场所及时进行调查并采取防控措施，避免 LD 的进一步发生。

二、疫情报告

所有关于单个 TALD 病例和群体的通知在收到病例报告后的一个工作日内发出。ELDSNet 将单个病例报告给病例住宿地点所在的国家。然后，该国家会收到一份清单，其中列出了将军团菌感染风险降至最低的措施。病例所在国家应及时安排国家授权的主管机构（例如地方或地区公共卫生局）对住宿地点进行检查，并根据国家指南或欧洲技术指南（2017 年）进行风险评估。

随后应立即进行环境调查，例如对住宿地点供水系统进行采样。应最大限度减少 LD 可能引发的风险并采取预防措施，并使用特定表格向 ELDSNet 报告这些行为。表格 A 应包含住宿地点是否进行过环境检查和风险评估的相关信息，并说明是否正在采取防控措施以及酒店是否继续营业，在收到病例通知后 2 周内将表格 A 返还给 ECDC。表格 B 应包含有关在住宿地点实施的调查和采取防控措施的信息，包括采样的结果，应在收到病例通知后 6 周内将其返回给 ECDC。

如果这些表格不是来自欧盟地区，或者表格中表明该住宿站点未实施任何建议的防控措施，则该站点的名称将发布在 ECDC 公共网站的住宿列表中。ECDC 公共网站上的住宿地点列表显示了欧盟国家目前已发现军团菌病聚集的住宿地点，但这些地点尚未对军团菌造成的感染风险实施完整评估，ELDSNet 认为旅行者可能面临更高的风险。位于欧盟以外的相关住宿地点不会出现在住宿地点列表中，但会将这些地点报告给那些订阅 ELDSNet 疫情报告的旅行社。当欧盟地区的住宿点打算在 ECDC 公共网站上发布或删除时，订阅列表中的旅行社将收到通知。

三、案例分析——以 LD 为例

采用从 TESSy 获得的数据描述 2011—2015 年欧盟 LD 的流行病学，并确定 LD 潜在变化或趋势。

TESSy 检索到的信息包括年龄、性别、发病日期、可能的感染环境、聚集性状态、用于诊断的实验室方法、病原体和临床结果。使用欧洲联盟统计局（Eurostat）提供的人口数据来计算比率。采用 Mann–Whitney U 检验比较各层间的连续变量。采用卡方检验或 Fisher 确切概率法比较分类变量。采用直接法和 2000—2010 年欧盟人口的平均年龄结构计算年龄标准化率（age–standardised rates，ASR），即计算男女比率和年龄调整后的男女比率。为了确定 LD 变化趋势，对 2011—2015 年年龄标准化通知率进行线性回归分析。采用 F 统计量评估线性回归的拟合优度。采用 STATA 14.0 软件用于所有数据的管理和统计分析。

（一）病例分类和通报率

2011—2015 年，29 个国家向 ECDC 报告了 30 532 例 LD 病例，其中 28 188 例（92.3%）为确诊病例，2344 例（7.7%）为疑似病例。确诊病例的比例由 2011 年的 90.6% 上升至 2015 年的 93.3%。2011 年，拉脱维亚（38%）、波兰（44%）和罗马尼亚（0%）报告的病例中确诊病例不足 50%。2015 年，这三个国家中有超过 70% 的确诊病例。每年报告的病例数从 2011 年的 4915 例到 2015 年的 6986 例不等。ASR 从 2011 年的每 10 万人口 0.97 例增加至 2015 年的每 10 万人口 1.30 例，相当于每 10 万人口年均增加 0.09 例（95% CI：0.02，0.14；P=0.02）。

在 2010 年的 LD 通报率高峰后，2011 年欧盟的 LD 通报率降至 2005—2009 年的水平，为每年每 10 万人口报告 1 例。其中，荷兰的一项研究表示 2010 年 LD 通报率的意外增长可能与夏季的温暖和潮湿天气有关。2011—2015 年，欧盟的 ASR 逐步上升，在 2014—2015 年达到每 10 万人口 1.30 例，是有史以来达到的最高比率。美国对军团菌病的监测发现，2011—2013 年的发病率为每 10 万人口 1.30 例。2009—2015 年，欧盟的整体 ASR 增加，表明影响超出了人口变化。可能由于研究时间有限，尚未发现欧洲人口老龄化产生的影响。整体的增长可能主要由人口大国，如德国和意大利所驱动。

（二）地理分布

四个国家（法国、德国、意大利和西班牙）占所有报告病例的 70.3%，尽管它们的人口总数只占研究人口的 49.9%。相反，报告率最低的 20 个国家只占所有病例的 10.2%，尽管它们的人口总数占研究人口的 28.8%。各国的平均 ASR 从保加利亚和罗马尼亚的每 10 万人口 0.01 例到斯洛文尼亚的每 10 万人口 3.46 例不等。

葡萄牙和斯洛文尼亚每年的 ASR 最高，2014 年为每 10 万人口 5.33 例，2015 年为每 10 万人口 4.98 例。丹麦、意大利和斯洛文尼亚的 ASR 高于每 10 万人口 2.00 例。在 2011—2015 年，五个国家有明显的趋势：奥地利（每 10 万人口每年增加 0.16 例；95% CI：0.00，0.32）、捷克（每 10 万人口每年增加 0.16；95%CI：0.05，0.28）、德国（每 10 万人口每年增加 0.06；95% CI：0.01，0.12）、意大利（每 10 万人口每年增加 0.15；95%CI：0.00，0.30）和挪威（每 10 万人口每年增加 0.15；95%CI：0.01，0.30）的 ASR 增加。

在拉脱维亚，ASR 每年减少 0.29 例 /100.000（95% CI：−0.57，−0.02）。ASR 的下降可能反映了实验室监测方法的改进，减少了对血清学检测的依赖，以及更多地使用尿抗原检测（urinary antigen tests，UAT），使其特异性更强。

（三）年龄和性别

30 462 例（99.8%）病例有年龄信息，其中 24 353 例（79.8%）为 50 岁或以上。男女的报告率均随着年龄的增长而增加，80 岁或以上的男性达到了每 10 万人口 5.8 例的高峰。

LD 在男性中更为常见，男性与女性的粗略比率为 2.6 : 1（经年龄调整后为 2.9 : 1）。这个比率在 2011—2015 年，从 20 岁以下的 1.5 : 1 陡然上升到 40 ～ 49 岁的 3.3 : 1，再随着年龄的增长缓慢下降。在发病日期，女性［中位数 66 岁，四分位数比（IQR）：54 ～ 77］比男性（中位数 61 岁，IQR：51 ～ 72）要大（$P < 0.01$）。

按年龄组划分的男女比率表明，30 ～ 59 岁成人中，男性偏多。鉴于 LD 的严重性，男女之间寻求健康行为几乎没有差异。因此，可以用不同年龄组性别间的行为差异来解释，如吸烟习惯。在大多数欧盟 / 欧洲国家，男女的吸烟率都在下降，而男性的吸烟率下降幅度更大。不同性别吸烟的差异在缩小，但其具体影响的结果需要通过未来的 LD 队列研究进行进一步明确。暴露于其他风险因素，如进行家庭水管维修的相关工作，可能与性别和年龄有关。不足之处在于，已知的 LD 风险因素，如吸烟或合并症，并没有作为欧盟常规监测的一部分来进行数据收集。这些因素可能部分解释了不同年龄和国家欧洲慢性肺部疾病负担的异质性。此外，虽然只有少数 LD 病例在 20 岁以下，但不应忽视儿童 LD，特别是那些有潜在疾病如癌症的儿童。

（四）可能的感染环境

2011—2015 年报告的 26 900 例病例中，已知可能的感染环境。其中，9019 例（70.7%）报告为社区获得，5357 例（19.9%）为旅行相关，1973 例（7.3%）为医疗相关，551 例（2.0%）为其他环境相关。在 16 个国家中，至少有 80% 的病例报告了可能的感染环境，社区获得的病例比例从挪威的 38.8% 到斯洛文尼亚的 96.1% 不等。

（五）临床结果

已知 23 164 例病例的临床结果，其中 2161 例（9.3%）死亡。不同性别的病例死亡率没有明显差异（男性为 9.1%，女性为 9.9%，*P*=0.06）。2011—2015 年，总体病例死亡率持续下降，从 2011 年的 10.5% 下降至 2015 年的 8.1%。同期，结果不明的病例比例持续下降，从 2011 年的约 30% 降至 2015 年的 20%，粗死亡率在每 10 万人口 0.07 ～ 0.09 人波动。

（六）实验室检测和病原体

过去几年中，诊断 LD 的实验室检测情况发生了变化。如果 UAT 和培养仍然是最常用的检测方法，2000 年后期则见证了聚合酶链反应（Polymerase Chain Reaction，PCR）方法的兴起，以及单个血清高滴度诊断使用率的下降。UAT 的主要局限性是其对嗜肺军团菌血清 1 型（Lp1）菌株的敏感性差。

2011—2015 年，对 30 532 例 LD 病例进行了 33 809 次实验室检测，其中 78.2% 为 UAT，10.8% 为培养，6.8% 为 PCR，其余 4.2% 为其他检测。29 个报告国中，有 11 个国家对部分病例进行了一种以上的实验室检测。2011 年，通过 UAT 诊断的病例占比为 78.9%，2012—2015 年在 87.3% ～ 88.9% 波动。通过 PCR 诊断的病例占比从 2011 年的 4.3% 增加至 2015 年的 10.5%。相反，2011 年有 5.5% 的病例是根据单一的高滴度特异性血清抗体确定的，而这一比例在 2015 年下降至 2% 以下。同样，根据 4 倍滴度上升报告的病例比例从 2011 年的 1.6% 稳步下降至 2015 年的 0.5%。2011—2015 年，只有 17 例（< 0.1%）被报告为通过直接免疫荧光法诊断的病例。在报告的 3645 例培养确诊病例中，3511 例（96.3%）由嗜肺军团菌引起，3020 例（82.9% 的培养确诊病例）由嗜肺军团菌血清群 1 型引起。这一比例在研究期间保持稳定。

（七）聚集性

2011—2015 年，德国、葡萄牙、西班牙和英国记录了大规模的 LD 暴发。如 2014 年葡萄牙希拉自由镇的社区暴发、2012 年英国爱丁堡的社区暴发和 2012 年西班牙卡尔佩镇的旅行相关暴发。除希拉自由镇的疫情外，这些聚集性暴发的病例数只占国家病例数的一小部分，仅为几个小型的旅行相关的聚集性病例（2 ～ 3 例），这可能反映了在旅行环境中聚集性病例的可能性较高，也是 ELDSNet 内对旅行相关病例进行实时监测的结果。

在报告的 21 717 个已知群体状态的病例中，19 559 例（90.1%）为散发性病例。研究期间，19 个国家报告了 2158 例病例作为聚集性疫情的一部分。在这 2158 例中，1923 例（89.1%）由 6 个国家（德国、意大利、荷兰、葡萄牙、西班牙和英国）报告。在可能的感染环境的 2090 例聚集性病例中，1050 例（50.2%）报告为社区获得性感染，841 例（40.2%）与旅行相关，150 例（7.2%）与医疗保健相关，49 例（2.3%）与其他环境因素相关。2158 例聚集性病例中，1348 例（62.5%）报告了聚集性标识符。所报告的 5 个最大的聚集性疫情是在葡萄牙（2014 年 403 例，2011—2013 年 30 例）、西班牙（2012 年 39 例和 18 例）和英国（2012 年 23 例）。

第二节　Influenzanet

1999 年成立的 ECDN 主要实施欧洲传染病监测和预警系统，旨在通过流行病学监测、明确病源和分析病例采取防控措施，预防疫情进一步扩散。欧洲传染病网络一共有 17 个子网络，如艾滋病、结核病、LD 等，欧洲流感监测网络（European influenza surveillance network，EISN）是 ECDN 的子网络之一，其中 Influenzanet 是欧洲流感监测网络的组成部分。

流感监测由欧盟成员国进行，并由 ECDC 通过 EISN 进行协调。EISN 结合了不同监测层获得的流行病学和病毒学数据。全国组织的全科医生网络构成了公共卫生监测的基础，哨点医疗机构每周就诊的流感样疾病（influenza-like illness，ILI）或急性呼吸道感染（acute respiratory tract infection）患者人数。其中某些国家还报告了一部分患者的病毒学信息、流感确诊住院或死亡率数据。通过整理来自不同监测层的数据，更好地评估流感的强度和传播，确定趋势和风险群体。

Influenzanet 是用于欧洲流感样疾病综合征监测的参与式系统，目的是从技术和流行病学的角度在欧洲各国建立标准化的综合征监测系统。它建立在 2003—2004 年流感季节荷兰和比利时创建的（大流感调查）de Grote Griepmeting 的经验基础上。该系统随后被葡萄牙（2005 年）和意大利（2008 年）通过不同的技术平台使用，随后扩展到其他欧洲国家，并于 2011 年在 7 个欧洲国家（意大利、英国、瑞典和法国等）以标准化的通用方法收集流感类疾病监测领域的数据。Influenzanet 的标准化技术对于系统在新国家的引入至关重要，从而在确保高功能和可用性的同时，将实施和适应不同人群（例如语言、内容和服务器）的成本和技术挑战降至最低。进行标准化的流行病学调查，以最大限度提高各国监测网络之间的一致性，从而克服目前欧洲流感哨点监测中存在的病例定义、监测人口和数据格式的差异。

Influenzanet 参与式监测系统基于在线调查技术，通过居住在 Influenzanet 国家的参与者自愿报告症状进行综合征监测。作为负责为国家监测收集数据的国家网络平台，在参与者入组时收集人口统计学和风险因素数据，捕获参与者每周症状，并报告分析监测结果。Influenzanet 参与式监测系统具有标准化的数据收集通用框架，从而克服了各国全科哨点监测的病例定义和系统设计中可能存在的碎片化。自 2009 年启动以来，Influenzanet 的参与国数量翻了一番，至 2016 年占 28 个成员国的 36%，占欧盟人口的一半以上（58%）。

一、数据来源与收集

从所有参与国的社会人口数据集和健康数据集中收集国家数据。人口和地理数据来源于欧洲统计局和美国国家统计局。地理参考人口普查数据来自领土统计单位命名法（NUTS），这是由欧洲联盟开发的标准地理编码，用于参考国家细分以进行统计。其他所有社会经济数据均取自欧洲统计和国家来源：家庭数据、教育数据、就业数据、疫苗接种覆盖率数据、糖尿病患病率数据和哮喘患病率数据等。从国家统计局或交通部门收集所有国家的每日数据。

Influenzanet 数据由包括意大利、葡萄牙、英国、瑞典和法国等国家的社会人口数据集和健康数据集提供。如果想要加入 Influenzanet，用户需要在其国家平台上注册。注册后，要求用户完成一项问卷调查，内容包括人口因素、地理因素、社会经济因素和健康相关因素等。所有用户在参与监测之前，需要至少填写一次调查表。可以对填写后的调查表进行更新（例如，由于居住地的变化、疫苗接种或妊娠状况等）。当用户进行多次调查时，以最近完成的调查结果为主。另外，还提供了多用户账户，允许通过一个账户注册多人使用，目的是促进团体参与（例如家庭成员），提高不熟悉互联网的儿童或老年人的参与度。根据唯一的用户标识符，可以跟踪多个季节的参与者，并督促每个季节更新社会人口统计、医疗、行为、住宅和工作场所信息的变化。

流感样疾病监测数据通过每周症状调查获得。参与者被问及自上次调查以来是否出现以下任何症状（或无症状），包括发热、寒战、鼻塞、打喷嚏、喉咙痛、咳嗽、呼吸急促、头痛、肌肉 / 关节疼痛、胸痛、感到疲倦或疲惫、食欲缺乏、流泪 / 眼睛充血、恶心、呕吐、腹泻、胃痛或其他症状。如果报告症状，则进一步询问以进行综合征（例如：症状和体温）和受试者的行为（例如，寻求健康的行为和药物摄入，包括镇痛药或解热药、咳嗽药、抗病毒药物和抗生素）的评估。

ECDC 根据每周的数据分析发布流感疫情周报，是为了给成员国的决策者和各国专家提供能够更好地评估欧洲流感疫情进展的依据，使他们的政府、医疗卫生专业人员和社会大众可以获得更加准确的流行病学和病毒学方面相关的信息。流感传播的地理特征分级标准比较具体，在某个国家里出现由实验室确认的几个彼此无关的独立病例时被定义为零星出现；在某个国家里的局部地方（如城市）流感活动加强，或者在 2 个和 2 个以上单位（如学校）有实验室确认的流感暴发被定义为局部发生；在人口小于国家总人口 50% 的一个或更多区域里，经实验室确认的流感活动超过了通常水平被定义为地区暴发；在人口大于国家总人口 50% 的一个或一个以上区域里经实验室确认的流感活动超过了通常水平时被定义为广泛流行。

二、数据管理

Influenzanet 参与式监测系统由大学和研究机构、公共卫生机构和私营公司执行，大学和研究机构隶属于意大利、西班牙和爱尔兰，公共卫生机构隶属于英国、法国、葡萄牙、瑞典和丹麦，私营公司隶属于荷兰和比利时。Influenzanet 符合国家关于隐私和数据收集与处理的规定。

Influenzanet 监测季节通常从 1 月持续到 8 月 /10 月，且具有灵活性。流感样疾病综合征评估建立在报告症状的基础上。Influenzanet 使用 ECDC 病例定义（突然发作的症状；至少 1 种发热或寒战、不适、头痛或肌肉疼痛；至少 1 种咳嗽、咽痛或呼吸短促），以及各国特定病例定义，以便与监测结果进行比较。

整个季节的持续报告对于确保数据质量至关重要，通过比较 Influenzanet 人群与每个国家一般人群的特征来评估 Influenzanet 人群的代表性。针对 Influenzanet 国家流感样疾病数据可以使用多变量回归分析进行风险因素调整，最重要的是，根据人口指标、生活方式和健康变量的个人数据以及对各种病例的监测能够详细确定特定疾病的风险因素，其详细程度在其他哨点系统中几乎无法实现。Influenzanet 可以整合常规分析中不考虑的特定研究或目标人群的问题。Influenzanet 作为研究项目启动，是现有流感样疾病监测系统的辅助手段，在某些情况下被公共卫生机构采用，它在系统配置方面的灵活性可满足在公共卫生预防和控制方面的多种应用。

三、疫情报告

欧洲的流感监测由 EISN 汇集，该网络结合了流感的流行病学和病毒学监测。EISN 网络包括每个国家的全科哨点医生，他们收集报告流感样疾病症状的患者的信息。全科哨点医生通过 TESSy 数据库向 EISN 报告按年龄组划分的流感样疾病报告总数，EISN 根据该数据库计算流感样疾病率，并对这些患者的样本进行病毒学检测，以确认流感。EISN 自 2008 年以来由 ECDC 协调，并参与 WHO 全球流感监测和应对系统。

2011—2012 年，Influenzanet 国家在向参与者反馈其报告的症状是否可能由流感样疾病引起时，都采用 ECDC 建议的流感样疾病病例定义。既往研究证实，Influenzanet 确定的流感样疾病发病率与全科哨点医生临床监测估计的流感样疾病发病率呈正相关且高于哨点监测。Influenzanet 已发展成为一个快速灵活的监测系统，可以作为传统流感监测的补充。Influenzanet 可以直接比较各国之间的流感样疾病发病率。另外还具有拥有个人数据的重要优势，可用于识别疾病风险因素。Influenzanet 系统收集的数据可以向流感样疾病外的病例进行扩展，可监测大流行性流感和其他常见或新出现的传染病。

四、案例分析——以流感为例

数字通信技术越来越多地用于公共卫生，促使公众成为监测的主要参与者，从而使个人能够为监测其社区的健康做出贡献。可以对大量数字数据进行快速分析，以直接跟踪普通人群中的疾病活动，从而提供了一个额外的和潜在的可扩展的监测层。参与式系统通常依赖于个人对自身健康的自我评估。因此，流感样疾病为这些系统的早期发展提供了一个直接的监测目标，考虑到它的季节性发生、在人群中的大量发生以及它可能引起的一系列容易识别的临床症状。Influenzanet 收集基于网络的监测数据，并可以提供相关信息，以评估特定年龄的流感发病率、流感样疾病的风险因素、流感疫苗效力，并评估寻求医疗护理行为。

2011—2012 年流感季节开始，7 个欧洲国家（荷兰、比利时、葡萄牙、意大利、英国、瑞典和法国）启动了统一和标准化的数据收集方法，超过 30 000 名欧洲居民在该系统注册。Cantarelli 等分析了 2011—2012 年流感季节中 25 481 名活跃参与者，占总注册人数的 80%，并涵盖了项目中包括的所有 NUTS2 地区。不同的国家、地理区域、性别群体和年龄层的参与情况差异很大。这很可能与不同的因素有关，即获得部分特定人口的可及性，互联网的可用性、使用情况和熟悉程度，参与者的自我选择，或"志愿者效应"，以及研究对象的基本兴趣。

就年龄分布而言，虽然 Influenzanet 包括 10 岁以下和 70 岁以上年龄组。但因其代表性不足而不能代表一般人群。此外，性别失衡的情况在各国之间有所不同，尽管大多数国家（荷兰、英国、瑞典和法国）的女性参与率较高。针对性别的信息寻求行为（在女性中更为突出）和互联网使用（在男性人群中的比例更高）之间的差异可能是性别失衡的原因。例如，男性互联网使用率较高的国家也是男性 Influenzanet 参与者流行率较高的国家（比利时和意大利）。大多数国家参与者的吸烟者和糖尿病患者数量较少。参与者的教育水平往往高于一般人群。

每年有数千名参与者参与 Influenzanet 活动。在 2015—2016 年流感季节的基础上，荷兰完成至少 3 份症状问卷的参与者人数最多（13 821 名参与者，相当于该国人口的 0.08%），其次是法国（6413 人；0.01%）、英国（5134 人；0.01%）、比利时（荷兰语区：4559 人；0.07%）、瑞典（3245 人；0.03%）、葡萄牙（1840 人；0.02%）、意大利（1822 人；0.003%），丹麦（1541 人；0.03%）、爱尔兰（575 人；0.01%）和西班牙（487 人；0.001%）。

van Noort 等采用去趋势时间序列分析 2003—2013 年数据发现，患有流感样疾病的参与者寻求医疗护理的百分比在北欧（比利时除外）低于南欧。在寻求医疗护理的 Influenzanet 志愿者中，在南欧（法国、意大利、葡萄牙和西班牙）和比利时，参与者通常在流感样疾病症状出现后 1 ~ 2 天寻求医疗护理，而在北欧（瑞典、英国、荷兰、丹麦），除比利时外，参与者通常在症状出现后 5 ~ 7 天寻求医疗护理。在参与者等待更长时间才寻求医疗护理的国家中，由于许多流感样疾病病例可能因已有缓解再去寻求医疗护理，传统的哨点监测系统不将其视为流感样疾病病例。

此外，通过 Logistic 回归模型，对荷兰、比利时、葡萄牙和意大利 Influenzanet 志愿者的个体水平数据进行分析，可以确定以下因素可以作为流感季节流感样疾病发作风险增加的独立预测因素：患有慢性病［哮喘、糖尿病、心脏病和（或）免疫功能低下］，与至少 1 个孩子一起生活，属于较年轻的年龄组（＜18 岁），有一种或多种过敏症［花粉症、尘螨过敏以及对猫和（或）犬过敏］，吸烟。

老年人通常被认为是流感的高危人群，不是因为感染概率更高，而是因为老年人发生并发症的风险和预期死亡率更高。然而在此项 Influenzanet 研究中，65 岁以上受试者发生流感样疾病的风险低于其他年龄组。并不是因为老年人流感疫苗的接种率较高，而是因为在风险因素分析的多变量模型中，将疫苗接种状态作为单独的协变量来考虑，老年人风险降低可能归因于对既往暴露［即：先前流感感染和（或）疫苗接种］的免疫力。另外，老年人风险降低可能由于与感染者的接触率较低。

在每周进行超过 1 小时的运动的 Influenzanet 参与者中，也观察到风险的小幅度降低。此外，与驾驶汽车、骑自行车或步行作为主要交通方式相比，公共交通并未增加发生流感样疾病的风险，此危险因素分析的结果在所有 Influenzanet 国家中都是一致的。在 2007—2008 年、2008—2009 年、2010—2011 年和 2012—2013 年流感季节，由于接种疫苗，流感样疾病发生率显著降低。

Influenzanet 收集受试者是否接种过流感疫苗的数据，可以计算接种疫苗和未接种疫苗的受试者流感样疾病发病率。因此，该系统可近乎作为评估流感疫苗对流感样疾病有效性的补充工具。例如，英国的 Influenzanet 数据可以估计 2010—2011 年大流行后的流感季节中流感疫苗的有效性。在该研究中，季节性流感疫苗与前一年的大流行性流感疫苗相结合，与流感样疾病发病率的降低有关，估计为 52%（95% CI：27，68）。对于 25～64 岁的人群，接种流感疫苗还与缺勤率的降低有关，4.1% 的接种者报告因症状而请假，而未接种的人则为 11.6%（$P < 0.001$）。此外，与未接种疫苗者相比，接种疫苗者缺勤的时间明显更短。

欧洲国家季节性流感疫情的差异表现为哨点系统、气候条件、人类流动系统及社会接触的异质性。因此，该疾病在各国人群中的流行率存在异质性，在同一流感季节，其严重程度可能存在差异。对此，Kalimeri 等提出了一个无监督的概率框架，该框架结合 Influenzanet 平台收集的自我报告症状的时间序列分析，并对症状组进行了算法检测。这项研究表明，即使不依赖具体的病例定义，基于网络的参与式监测系统也能够检测流感样疾病的时间趋势。该研究采用 Influenzanet 平台在 2011—2012 年至 2016—2017 年 6 个流感季节中收集的数据，每个季节平均有 34 000 名参与者。基于每日症状矩阵的非负矩阵分解（nonnegative matrix factorization，NMF），产生流行病学信号，该信号不依赖于特定的先验病例定义，并且与每个国家传统哨点医生监测发现的流感样疾病时间趋势密切相关。

该信号成功地捕捉到了 9 个国家的国家监测数据所估计的流感样疾病发病趋势（除爱尔兰的 Pearson 相关性为 0.38 外，其余国家的 Pearson 相关性结果从意大利的 0.69 到荷兰的 0.88 不等）。所提出的框架仅根据前几年（2011—2016 年）的可用信息，就能够相当准确地预测即将到来的流感季节（2016—2017 年）的流感样疾病趋势（爱尔兰和英国的 Pearson 相关性为 0.60，荷兰为 0.85），同时也用于监测法国的胃肠道综合征（Pearson 相关性为 0.66）。结果表明，这种方法近乎可以作为活的监测和预测工具，不受任何疾病病例定义的限制。因此，它可以用来监测传染病或预测流感趋势。

第三节　我国传染病自动预警系统

国家传染病自动预警系统（China infectious diseases automated-alert and response system, CIDARS），旨在对传染病流行病学和疫情监测进行实时、准确、及时地预警和监测。该系统通过收集和分析来自全国医疗卫生机构、疾病预防控制中心、公共卫生部门、媒体等渠道的数据信息，及时发现疫情蔓延的趋势和危险，提前预警，并及时采取应对措施，以控制疫情的传播和暴发。国家传染病自动预警系统是我国公共卫生领域的重要工具，可以帮助政府、医疗机构和公众及时、准确地掌握疫情信息，有效地保障公共卫生安全。

国家传染病自动预警系统的发展历程主要包括以下 6 个阶段。第一阶段：自从 2003 年严重急性呼吸综合征（SARS）暴发，卫生部开始开展传染病信息网络化管理，建立了疾病预防控制信息系统；针对 2003 年的 SARS 暴发，我国对法定报告传染病的报告体系进行了具有里程碑意义的改进。第二阶段：2004 年后，卫生部提出了传染病信息网络化预警管理的概念，成立了传染病信息网络化预警系统专家组，开始研究和开发传染病自动预警系统，于 2004 年成功启用了一套基于互联网的国家疾病监测信息报告管理系统，该系统使得全国范围内所有的医疗卫生机构均可通过互联网，将诊断为法定传染病的患者个案信息实时地上报至国家传染病监测中心数据库。该系统覆盖了全国各级各类医疗卫生机构，目前包括 40 余种法定报告传染病，实现了传染病病例个案信息收集、及时报告、数据电子化管理和集中保存，为各级疾病预防控制中心（Center for Disease Control and Prevention，CDC）及时分析与处理监测数据，早期探测发现传染病暴发奠定了基础。第三阶段：2007 年，卫生部正式启动了国家传染病自动预警系统建设工作，全国疾病预防控制中心开始主导系统开发和应用，同时，随着互联网与通信技术在我国的普及应用，也为实现传染病暴发预警的自动化创造了条件。第四阶段：2010 年，卫生部发布了《传染病信息网络化预警管理办法》，明确了国家传染病自动预警系统的职责、任务和工作流程。第五阶段：2013 年，国家卫计委成立了传染病自动预警系统协调管理机构，进一步完善了系统的管理和运行机制，为提高全国各级疾病预防控制中心的监测水平，尤其是基层早期发现与识别传染病暴发和流行的能力，在科技部和卫健委的支持下，中国疾病预防控制中心启动了基于法定报告传染病的国家传染病自动预警系统的研发项目。经过预警算法研究、建立系统运行机制、软件研发以及现场试点测试等阶段，该系统已于全国范围内正式投入运行。目前该系统已成为全国各级疾病预防控制机构及时发现传染病暴发疫情的重要工具，与美国、瑞典、德国、荷兰等国家的同类预警系统比较，具有更加完整的异常识别、预警信号发送、预警结果响应与报告功能，且预警用户规模最大，预警的灵敏度与及时性更好。第六阶段：2019 年，国家卫健委发布了《国家传染病自动预警系统管理办法》，进一步规范了系统的管理和应用，全面提升了系统的预警和监测能力。

一、数据来源与收集

国家传染病自动预警系统（CIDARS）的基本思路是建立一套完整的信息采集、分析、预警、响应和评估的机制，及时发现和预警传染病疫情的发生，并采取相应的措施进行应对和控制。信息采集通过建立完善的传染病监测和报告机制，对医疗机构、实验室、动物监测站等进行信息采集和汇总，确保数据的准确性和及时性。数据分析采用现代信息技术和数据挖掘技术，对采集到的数据进行分析和处理，确定传染病疫情的趋势、规律和风险等，为预警和决策提供科学依据。预警机制建立预警指标体系和预警模型，根据数据分析结果及时发出预警信号，提醒相关部门和社会公众注意传染病的风险，提前做好防控措施。响应和控制能及时启动应急预案，组织力量开展传染病的防控工作，包括疫情调查、流行病学调查、病原学检测、病例隔离和治疗、环境消杀和健康教育等多项措施。评估和改进预警、响应和控制工作，发现问题和不足，及时进行改进和优化，提高预警系统的效能和应对能力。

二、数据分析

国家传染病自动预警系统（CIDARS）设计的基本思路是通过数学算法实现，其中包括以下几种算法。①时间序列分析算法：用于分析传染病疫情的时间序列数据，包括传染病的发病率、死亡率、感染人数等指标，通过对时间序列数据进行研判分析，确定传染病疫情的趋势、周期、季节性等规律，寻找传染病疫情与发生时间、发生周期、发生季节等规律的相关性，为传染病的预警和防控决策提供依据。②空间分析算法：用于分析传染病在空间上的分布和传播规律。通过空间分析，可以确定传染病的疫区、疫源、传播路径等信息，为传染病疫情监测和防控提供支持。③人工神经网络算法：用于建立传染病预警模型，通过对历史数据进行训练，建立传染病预警模型，识别和预测传染病疫情的趋势和风险，及时发出预警信号，为传染病疫情的早期预防、早期发现、早期治疗提供依据。④贝叶斯网络算法：用于建立传染病的风险评估模型，通过对传染病的传播机制、人群易感程度、人群密切接触、社会环境等因素进行分析和建模，确定影响传染病的危险因素和风险等级，为制订传染病疫情防控策略提供科学依据。⑤数据挖掘算法：用于挖掘传染病数据中的潜在信息和关联关系，通过将大量数据进行清洗、分析、整合，使用包括关联规则、分类、聚类等算法，为传染病疫情预警和防控提供决策支持。这些数学算法在 CIDARS 系统中的应用，可以提高传染病预警的准确性和及时性，为防控传染病提供有效支持，对全国法定报告传染病的监测数据进行持续的自动分析计算，同时借助现代通信技术将探测到的异常疾病增加或聚集信号。通过手机短信及时地发送给所在县（区）CDC 的疫情监测人员。该系统还可实现预警信号响应，结果报告查询和查看等功能（图 7-1）。系统包括像差检测、信号产生、信号传播、信号响应信息反馈 4 个部分。

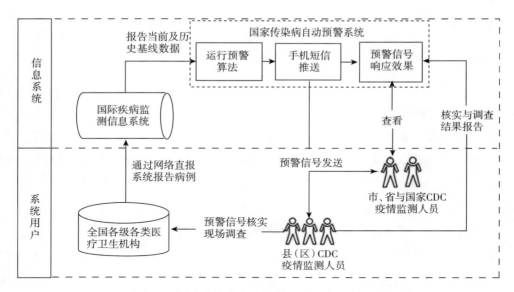

图 7-1　国家传染病自动预警系统设计基本框架

（一）像差检测

像差检测是一种通过检测光学系统中的像差问题，来评估光学系统精度的方法。像差是指光线穿过透镜或反射镜时，由于光线在不同位置的折射或反射不同，导致成像的失真问题。在传染病监测中，像差检测可以用于评估光学显微镜的精度和准确性。例如，在病毒检测中，显微镜成像的精度和准确性非常重要，因为它们可以影响病毒的检测和诊断结果。通过像差检测，可以发现并纠正显微镜系统中的像差问题，从而提高显微镜成像的精度和准确性，提高病毒检测的准确性和可靠性。因此，像差检测在传染病监测中具有重要的作用。

1. 固定阈值法　是指当报告病例数达到某一设定值时，系统立即生成预警信号，目前系统主要使用该方法对鼠疫、霍乱等甲类传染病或按照甲类管理的，较为罕见或高度关注的传染病进行实时探测，预警阈值设置为1，即一旦传染病监测系统中报告1例此类病例，预警系统将立即发送预警信号。根据国家CDC数据显示：2016年全国固定阈值法发出的预警信号占预警信号总数的30.04%，这种预警方法的准确率比较高，在全国范围内，上报疑似传染病事件的准确率为12.86%。

2. 时间模型法　主要是采用移动百分位数法，对较为常见的传染病如流感、流行性腮腺炎、麻疹等进行监测，以判断其是否有流行趋势。以县（区）为空间范围，过去3～5年的同期历史疫情数据作为基线数据，对基线数据计算不同水平的百分位数作为候选预警阈值，目前预警系统暂时采用第50百分位数（P50）作为预警阈值，优化的阈值可以通过后期灵敏度、特异度和及时性综合分析来确定。将当前观察期内的病例数与预警阈值进行比较，判断当前观察期病例数是否异常增加。相对于采用均数来确定预警阈值，采用百分位数可不依赖基线数据的统计学分布类型。移动百分位数法采用7天为一个观察期来消除周末效应，同时增加数据稳定性，当前观察周期病例数（C_0）为最近 7 天的病例数之和；基线数据采用过去 3 年每年相同的观察期，以及前后各摆动 2 个 7 天的病例数，即基线数据由 15 个历史数据块（$C_0 \sim C_{15}$）构成。根据 15 个基线数据计算出 P_{50} 作为预警阈值。若当前观察周期病例数超过预警阈值时（$C_0 \geqslant P_{50}$），系统即生成预警信号。该方法每日运算 1 次，第 2 日将当前观察期与历史数据块后移 1 天，并重复以上计算和判断过程。

3. 时空模型法　组合采用时间模型法与时空模型法，基于时间维度和空间维度的预警模型，综合利用病例的发病时间、持续时间长短及发病地理信息，早期探测识别传染病的时空聚集性。当某个镇或多个镇的疾病发病率明显高于县内其他地区时，该区域则被认为是该传染病的热点地区，应当加强防控。

三种方法主要分两个阶段在预警系统中得到开发与应用，在第一阶段，2008 年开发了固定阈值法（FDM）与时间模型法（TDM）两种像差检测的方法，一年后又增加了时空模型法（SDM），并与前两种方法集成应用。

（二）信号生成

国家传染病网络直报系统预警信号的生成，主要根据以下几个方面的指标和数据：疫情监测数据、病原体监测数据、流行病学调查数据和传染病防控措施数据，其中疫情监测数据包括对各地传染病监测数据进行实时汇总和分析，如疫情发病率、病例数、病死率等；病原体监测数据包括对各种传染病病原体进行实时监测，如病毒、细菌、真菌等；流行病学调查数据包括对传染病疫情的流行病学特征进行分析，如流行病学曲线、病例分布情况、传播途径等；传染病防控措施数据包括对各地传染病防控措施的实施情况进行监测，如隔离、治疗、消毒等。上述数据和指标通过国家传染病网络直报系统的数据分析和处理，可以生成一系列预警信号，如黄色预警、橙色预警、红色预警等。这些预警信号可以根据疫情风险评估等级，及时通知相关部门和人员，采取有效的传染病防控措施，保障公众的健康和安全。预警信号的生成取决于两种预警方法的计算结果，具体如下。

1. 对于使用固定阈值法探测的传染病，一旦预警系统接收到超过设定阈值的病例数，就会立即产生预警信号。

2. 对于其他传染病，信号的生成取决于每天 24：00 进行的时间模型法与时空模型法的计算结果，当结果满足以下任一要求时，将会生成预警信号，其中 C 是当前 7 天内接到报告的病例总数，P 是历史基线数据的百分位数。① TDM：$C \geqslant P_{80}$；② TDM：$C \geqslant P_{50}$ 及 $C < P_{80}$，SDM 显示空间聚类；③ TDM：$C < P_{50}$ 及 $C \geqslant P_{10}$，SDM 显示空间聚类。

（三）信号传播

为及时、准确地将产生的预警信号发送至 CDC 疫情监测人员，预警系统建立了一套手机短信发送平台，该平台包含国家级、省级、市级和县级所有 CDC 机构至少 2 名专业人员的疫情值班手机号，实现将预警信号通过手机短信的方式自动发送到指定手机。

对于采用固定阈值法预警的传染病，一旦预警系统接收到超过设定阈值的病例数，就会立即产生预警信号，同时将该信号以手机短信的形式发送到病例发生县及其所在省（市）和国家 CDC 疫情监测人员的手机上。对于采用时间模型法和时空模型法预警的传染病，预警系统每日 24：00 对预警结果进行分析计算，并于次日 8：00 将预警信号逐条通过手机短信发送平台自动向相应的县级 CDC 疫情监测人员发送。国家传染病网络直报系统通过多种途径进行信息传播，其中包括网络平台、短信和邮件、媒体发布、会议通报等。如通过建立网络自动化平台，实现信息的实时传输和共享。相关部门和人员可以通过网络平台随时查看和更新传染病监测和防控信息；通过短信和邮件方式，向相关部门和人员发送预警信号、疫情通报和防控措施等信息；通过媒体发布，向公众宣传传染病防控知识、预防措施和疫情情况等信息；或通过召开相关会议，向相关部门和人员通报疫情情况、防控工作进展和措施等信息。总之，国家传染病网络直报系统通过多种途径不同方式进行信息传播，确保相关部门和人员及时了解和应对传染病疫情，保障公众的健康和安全。

（四）信号响应和信息反馈

国家网络直报系统信号响应和信息反馈的实现，需要相关部门和人员之间的协作和配合，以确保传染病的及时控制和防止传播。包括信号初步核实和现场调查两个步骤（图 7-2）。

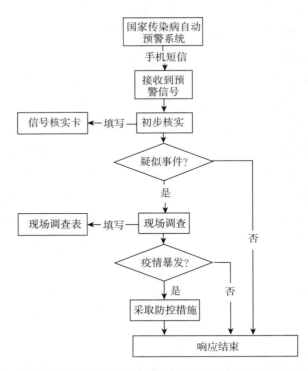

图 7-2 国家传染病自动预警系统预警信号响应流程

1. 信号初步核实　接收到预警信号后，初步核实通常由当地的疫情监测人员进行。核实方式包括登录疾病监测系统查看患者个人信息、与其他来源的监测数据做综合研判、与报告机构或患者进行电话核实等。核实内容包括病例信息的准确性、疾病诊断依据及病例聚集性特征与发展趋势等。信号经过初步核实，属于以下任何情况之一者，该预警信号将被判定为疑似事件，需开展现场调查，否则该预警信号可被排除：①预警信号相关的病例可能有空间、时间或人群的聚集性；②疾病的发生范围有扩散趋势；③属于当地近年来罕见的疾病；④疾病属于固定阈值进行预警的特定病种。

信号初步核实后，由当地的疫情监测人员登录预警系统，将信号核实的基本结果录入信号核实卡中，市、省及国家级CDC可通过预警系统及时了解每条信号的响应情况。

2. 现场调查　当预警信号初步核实判定为疑似事件时，当地县级CDC须快速开展现场调查。若疑似事件确认为一起传染病暴发疫情时，卫生部门应当按照国家与地方有关应急响应预案开展疫情的防控工作。若疑似事件排除暴发的可能，则该预警信号的响应结束。县级CDC调查人员在结束调查后24小时内将调查的基本情况录入预警系统现场调查表中。根据事件发展动态，县级CDC还将随时填写和更新调查表的内容。

国家网络直报系统信号响应和信息反馈的实现，需要通过以下几个步骤。①信号接收和解读：国家网络直报系统通过多种途径向相关部门和人员发送预警信号、疫情通报和防控措施等信息。相关部门和人员需要及时接收、解读和理解这些信息，以便采取相应的应对措施。②信息反馈：相关部门和人员需要对接收到的信息进行反馈。例如，对疫情监测数据进行分析和处理，对传染病防控措施进行评估和反馈等。③制订应对措施：基于接收到的信息和反馈结果，相关部门和人员需要制订相应的应对措施，如采取隔离、封锁、治疗、消毒等措施，以控制和防止传染病的传播。④信息共享：国家网络直报系统可以通过建立信息共享平台，实现相关部门和人员之间的信息共享和交流，以便更好地协调和配合防控工作。⑤监测和评估：国家网络直报系统还可以对防控措施的实施情况进行监测和评估，以便不断完善和改进防控工作。

总之，国家网络直报系统信号响应和信息反馈的实现，需要多个相关部门共同协作，同时也要求人员之间加强协作和配合力度，以确保传染病信息反馈的及时性，有效预防控制传染病的传播。

三、可视化

国家传染病自动预警系统不断优化传染病动态信息服务，将感染人数、确诊人数、疑似病例等信息导入系统，将系统中的数据以图表、地图等形式展示出来，使用户可以直观地了解疫情数据的变化趋势和分布情况。

除了数据可视化，该系统还实现了实时监控、预警提示、交互界面、疫情分析等功能。①实时监控：在地图上实时显示疫情情况，可以让用户迅速了解疫情发生的地点和范围，并及时采取应对措施。②预警提示：通过声音、文字、图像等方式向用户发出预警信息，提醒用户及时关注疫情，采取防控措施。③交互界面：提供友好的交互界面，让用户可以方便地查询疫情信息，同时也可以向系统反馈意见和建议。④疫情分析：通过数据分析，可以对疫情数据进行深入挖掘，发现潜在的规律和趋势，为疫情防控提供科学依据。

总的来说，国家传染病自动预警系统可视化可以通过数据可视化、实时监控、预警提示、交互界面和疫情分析等方式实现，让用户可以及时了解疫情信息，采取有效的防控措施。

四、案例分析

（一）国家传染病自动预警系统对手足口病聚集性事件的监测

手足口病（hand food and mouth disease，HFMD）是一种由肠道病毒引起的传染病，该病主要发生在儿童群体中，但成人也可能感染，婴幼儿为发病的主要人群，手足口病传播速度快，传染性强，尤其是对 5 岁以下儿童危害严重。手足口病主要通过飞沫、接触、粪口途径传播，感染机体后可引起的主要症状包括发热、口腔疱疹、手足皮肤疹子等，一般情况下，自愈周期为 7 天左右。

在我国，手足口病是一种常见传染病，每年都会发生疫情。其中，最严重的手足口病事件是 2008 年和 2010 年的两次流行。2008 年，我国发生了一次特大手足口病疫情，共报告病例 44.5 万例，死亡数达到了 126 人。2010 年，我国又发生了一次大规模手足口病疫情，全国共报告病例 245.8 万例，死亡数达到了 177 人。这两次疫情的发生引起了国内外的广泛关注，也促使我国加强对手足口病的防控工作。目前，我国已经建立了比较完善的手足口病监测和预警体系，并采取了一系列措施，如强化卫生宣传、加强幼儿园、托幼机构和学校等公共场所的卫生管理、加强疫苗研发等，有效地控制了手足口病的传播。2014 年 1月 1 日～2016 年 12 月 31 日，CDC 通过各类途径共发现手足口病聚集性疫情 729 起。

国家传染病监测中心使用 CIDARS 收集 2014 年 1 月 1 日～2016 年 12 月 31 日在上海市浦东新区发出的手足口病时间模型预警信号，以同期该区域发生的聚集性手足口病疫情作为评价标准，分析 CIDARS 对手足口病预警的灵敏度、错误率。参照《手足口病预防控制指南（2009 版）》中手足口病聚集性的定义，在国家疾病监测信息报告管理系统网络系统中提取数据，类型为：①现住址为上海市浦东新区；②报告日期在 2014 年 1 月 1日～2016 年 12 月 31 日；③临床或实验室诊断为手足口病的所有个案信息，包括病例姓名、性别、年龄、详细现住址、发病日期、报告日期等。将 7 天内处于同一教育机构、居住地区及饮食场所定义为聚集性区域。教育机构发生聚集性疫情后，主动上报所在街道社区卫生服务部门，一旦发现可疑性疫情，由该社区向上海浦东新区 CDC 报告，浦东新区 CDC专业人员进行排除及核实，一旦确认存在聚集性疫情，CIDARS 将及时发出预警信号。

CIDARS 系统对手足口病预警采用异常报告系统 C1、C2、C3 模型中的 C3，其原理是将当天的观测值（全区手足口病病例数）与标准化后的前 3～9 天（d-9-d-3）观测值的移动平均值进行比较，若超过事先设定的预警阈值（$h=1.3$），则发出预警信号，以灵敏度和错误预警率作为手足口病预警效果评价指标，灵敏度是指监测系统能够准确检测到真实疫情的能力，灵敏度越高，监测系统就越能准确地发现疫情，避免漏报。而错误预警率则是指监测系统在无疫情情况下，错误地发出预警的概率。错误预警率越低，说明监测系统越准确，能够有效地避免虚报。

在传染病监测中，灵敏度和错误预警率都是非常重要的指标。灵敏度高、误报率低的监测系统能够及时发现疫情，采取相应措施，避免疫情扩散和蔓延；而错误预警率低则可以避免引起公众的过度恐慌和社会不必要的恐慌，同时也能帮助卫生部门更好地分配资源，提高防控效率。

结果：2014—2016 年，CIDARS 在浦东新区共发出 393 个手足口病预警信号，成功预警了 182 起聚集性手足口病疫情；同期浦东新区发生手足口病聚集性疫情 726 起，CIDARS 预警灵敏度为 24.97%，错误预警率 53.69%。对大、中、小 3 种规模的手足口病聚集性事件预警灵敏度分别为 100.00%、45.30% 和 16.05%，将 CIDARS 的探测范围从全区缩小为街道 / 镇后，3 个街道 / 镇的预警灵敏度分别从原来的 25.93%、13.04% 和 50.00% 上升至 88.89%、78.26% 和 100.00%，对聚集性手足口病疫情的预警效果明显提高。

（二）国家传染病自动系统在全国各省的传染病监测的效果——以大连市为例

国家网络直报系统是我国卫生部门建立的一套信息系统平台，用于实现突发公共卫生事件的快速监测、报告和响应。该系统于 2004 年开始建设，并于 2009 年正式在全国推行。目前，国家网络直报系统已经在全国各省市建立了覆盖所有县区乡镇的疾病监测网络，实现了从基层到中央的信息共享和快速响应。该系统已经成为我国公共卫生领域的重要信息化工具，发挥了重要的作用。具体来说，国家网络直报系统主要有以下几个方面的应用。①疫情监测和预警：国家网络直报系统通过各级卫生部门之间的信息共享，能够快速监测和预警可能发生的疫情，及时采取措施进行防控。②信息报告和分析：国家网络直报系统可以自动采集和整合各级卫生部门上报的疫情数据，进行分析和评估，以便卫生部门做出相应决策。③实时响应和指挥调度：国家网络直报系统可以实现对疫情的实时响应和指挥调度，协调和指导各级卫生部门进行防控工作。④信息共享和交流：国家网络直报系统建立了信息共享平台，方便各级卫生部门之间的信息交流和共享，提高防控效率和协同作战能力。国家网络直报系统已经在全国范围内得到推广和应用，为疫情监测、报告和防控工作提供了重要支撑，也为我国公共卫生领域的信息化建设奠定了基础。

自从 2009 年 4 月起国家传染病自动预警系统在全国范围内正式投入运行，各省市积极响应，为了解国家传染病自动预警系统的运行效果，全国各省市疾病预防控制机构根据国家传染病自动预警系统构建符合当地体系的自动预警系统（图 7-3），2011 年，大连市参考中国疾病预防控制信息系统、中国突发公共卫生事件报告管理系统及大连市传染病预警系统等，在国家传染病自动预警体系的基础，自主构建适合本区域的传染病网络监测系统，即大连市传染病自动预警系统。该系统根据我国对新发突发事件报告标准的规定、根据教科书中暴发疫情的定义、结合当地实际情况及 Delphi Method 专家咨询等方法确定新发传染病疫情病种、预警参数、预警指标。

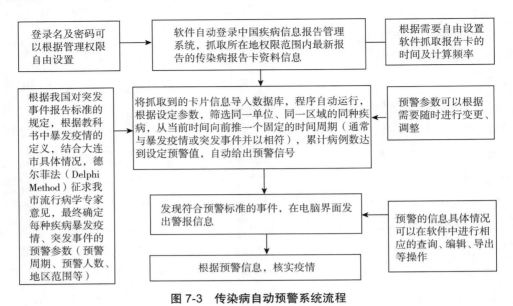

图 7-3 传染病自动预警系统流程

该系统预警病种共44种,包括单病例预警的特殊病种如鼠疫、霍乱、传染性非典型肺炎、人感染高致病性禽流感等29种,模型预警病种有病毒性甲型肝炎、流行性出血热、细菌性和阿米巴性痢疾等15种。预警值,由于暴发疫情和突发公共卫生事件定义及报告标准不同,实行分类预警,参照中国疾病预防控制中心系统和辽宁省突发公共卫生事件报告管理规定并结合大连市地区特征制定预警值,其中暴发疫情按照一个集体单位某病种平均潜伏发生3例设为预警值,为能提前发现新发传染病事件,将预警值均值设置为小于或等于突发事件的报告标准。在2012—2013年,得到突发公共卫生事件预警信息共98条,其中单病例预警90条,突发事件预警信息8条。系统共发出疫情预警信息382条,其中甲类传染病0条,乙类传染病3条,丙类传染病379条。共有效预警暴发疫情285起,灵敏度为89.82%。自动预警系统对382条预警信息进行分析,并且进行了现场调查核实后,最终被证实为传染病暴发事件数为256起,阳性预测值为67.02%。

国家网络直报系统在我国各省推行以来,实现了对突发公共卫生事件的快速监测、报告和响应。各级疾控中心与卫生部门建立信息共享工作机制,大幅度缩减了新发传染病的上报时间,为提前采取防控措施赢得宝贵的时间。国家网络直报系统汇总、分析各单位上报的疫情信息,对感染人数、感染率及其他疫情数据进行上报,各地区可以根据国家网络直报系统所提示的信息,进行物资储备、人员调动和修订防控措施等,以实现精准防疫和科学防疫,为医疗机构、疾控中心、机关单位提供疫情防控工作指导。

国家网络直报系统自试用以来,为我国公共卫生邻域信息化建设奠定了基础,在传染病预警监测中起到了重要的作用。该传染病自动预警系统能够利用网络报告的传染病卡信息，及时探测到聚集性疫情，实现早期预警，且灵敏度和阳性预测值均较高，为传染病的防控提供了可靠的数据支持。但是国家传染病自动预警系统在全国运行期间也存在一些需要改进的方面，如提高数据的准确性，国家传染病自动预警监测系统需要改进的方面之一是数据准确性，虽然系统可以自动收集和汇总数据，但仍然存在数据错误或不完整的可能性，因此，需要采取措施确保数据的准确性，例如建立数据审核机制，对异常数据进行核查和纠正。另一个需要改进的方面是国家传染病自动预警系统的实时性，当前的系统可能存在数据更新滞后的问题，这可能会影响传染病的监测和控制，因此，需要采取措施确保数据的实时更新和传输。其次，国家传染病自动监测系统需要改进的另一个方面是数据共享，目前，各省份之间的数据共享存在一定的障碍，这可能会妨碍疫情的及时控制和研究，因此，需要建立一个数据共享平台，促进各地区之间的数据共享和协作。数据分析在传染病预警监测中至关重要，也是我国传染病自动预警系统需要改进并提升的一个方面，目前的国家传染病自动预警系统可以收集大量数据，但缺乏有效的数据分析工具和方法。因此，需要开发和应用数据分析技术，以帮助决策者更好地理解疫情趋势和控制措施的有效性。

综上所述，国家网络直报系统在我国发挥对传染病防控监测的同时，需要不断进行优化改进，以达到提高系统监测的灵敏性、及时性和准确性，为我国公共卫生领域的信息化建设奠定基础。

第四节　不明原因肺炎监测系统

不明原因肺炎监测系统（unidentified pneumonia monitoring system， UPMS）是一种用于监测和控制不明原因肺炎疫情的传染病监测系统，该系统旨在提高疫情数据的准确性、及时性和全面性，从而更好地预防和应对突发的、潜在的传染性肺炎。不明原因肺炎监测系统最早由韩国使用，起初并未受到各国相关学者的重视，直到 2003 年的非典型性肺炎大规模流行，不明原因肺炎监测系统在此期间发挥了重要作用。自此，该系统被各国广泛推广运用，有效地控制了不明原因肺炎疫情的扩散，并在一定程度上保障了公共卫生安全。

不明原因肺炎监测系统是用于动态监测、早期预测和预警不明原因肺炎疫情的系统。其发挥的作用、机制、功能及效果在近年来随着疫情发生种类增多也在持续更新。该系统在不明原因肺炎病例收集、监测数据分析及可视化展示、发布预警信息等方面发挥着作用，控制不明原因肺炎或疑似病例的传播，其工作机制基于现代信息技术，将预警信息提前发出，并且以可视化的形式转换给用户，通过多种数据源的信息采集、整合和分析，建立起一个全面、准确、实时的不明原因肺炎疫情的监测机制，以便疾病预防控制中心和疾病医疗救治机构能迅速发现并及时应对疫情（图 7-4）。

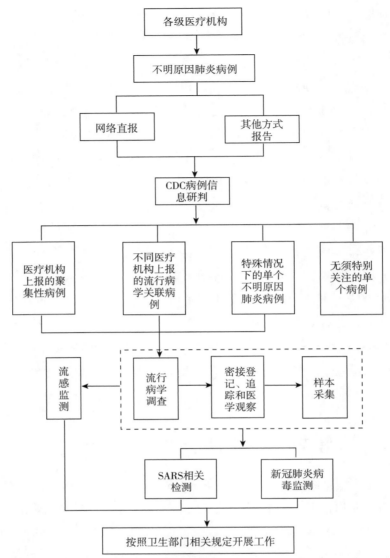

图 7-4　不明原因肺炎监测系统运行机制

不明原因肺炎监测系统在可疑肺炎的预测发挥着不可替代的作用，该系统能够及时发现和控制不明原因肺炎的疫情，预测和预警疫情的发生和发展趋势，为防控部署提供科学依据和决策支持，减少疫情的危害和损失。该系统的功能包括数据采集、信息整合、疫情分析、疫情预测、疫情预警、疫情报告、应急响应等。具体来说，不明原因肺炎监测系统可以通过关注疾病病例、流行病学调查、实验室检测、环境监测等多种途径，及时掌握疫情发展情况，并提供各种决策支持和应急响应措施。我国的不明原因肺炎监测系统在经历了多年的发展和完善后，已经成为一个全面、准确、实时的疫情监测机制。在不明原因肺炎诊断、报告、处理流程中效果尤为显著，在该系统中各级各类医疗机构立即派遣院内专家组成专家小组，收集各级疾病预防控制机构日常疫情监测病例、网络直报病例、其他方式等上报聚集性不明原因肺炎病例，要求于 24 小时内做出初步诊断，通过专家讨论组会进一步确定聚集性不明原因肺炎病例的发生，并做出初步防控措施，如隔离采样、密接接触者追踪、登记、医学观察、采样送检等，逐级上报，由县级专家小组明确不明原因肺炎病例发生后，采集样本向上级送检，最终由省级专家组会诊，进一步确定，并按照国家卫健委相关规定开展工作。各级医疗机构对不明原因肺炎病例的发现与报告、调查和处理、会诊和排查、病例收集及管理具体如下。

一、病例的发现与报告

各级各类医疗机构的医务人员发现符合不明原因肺炎定义的病例后，应立即报告医疗机构相关部门，由医疗机构在 24 小时内组织本单位专家组进行会诊和排查，仍不能明确诊断的，应立即填写传染病报告卡，注明"不明原因肺炎"并进行网络直报。不具备网络直报条件的医疗机构，应立即向当地县级疾病预防控制机构报告，并于 24 小时内将填写完成的传染病报告卡寄出。县级疾病预防控制机构在接到电话报告后，应立即进行网络直报。县级疾病预防控制机构要将发现的不明原因肺炎病例情况及时向县级卫生行政部门报告。

医务人员在发现聚集性不明原因肺炎病例后，医院应立即组织本院专家组进行会诊，并进行网络直报，同时向县级疾病预防控制机构报告。县级疾病预防控制机构接到报告后，应立即向县级卫生行政部门报告。

不具备相应诊治条件的乡镇、社区等基层医疗机构发现不明原因肺炎病例时，应立即将其转至县级及以上医院进行诊治，由接收病例的医院进行不明原因肺炎病例的网络直报。各级疾病预防控制机构在日常疫情监测中，要每日主动监视和分析网上报告的不明原因肺炎病例的数据，分析是否有同一时间、空间或特定职业的聚集性不明原因肺炎病例发生。

二、流行病学调查和处理

流行病学调查和处理指的是对疾病在人群中传播和影响的研究和控制。它是一种系统、科学、有效的方法，旨在识别和控制疾病在人群中的传播。流行病学调查和处理通常包括以下步骤。①确认疾病事件：对疾病事件进行确认，包括确定病例的定义和诊断标准。②收集信息：收集有关疾病事件的信息，包括病例的人口学、临床和流行病学特征，以及可能的风险因素。③建立病例控制组：对于病例组和对照组的选择，需要进行严格的筛选和匹配。④分析数据：对收集到的数据进行统计学分析和解释。⑤制订方案：根据分析结果制订相应的控制方案，包括隔离、治疗、预防和教育等。⑥实施方案：实施制订的控制方案，并对其效果进行监测和评估。⑦修订方案：如果控制方案未能达到预期效果，则需要对其进行修订和改进。通过流行病学调查和处理，可以更好地了解疾病的传播规律和影响因素，并制订相应的控制措施，以防止和控制疾病的传播。

不明原因肺炎监测系统在上报时间方面也做出明确规定，县级疾病预防控制机构接到不明原因肺炎病例报告后，应于 24 小时内对病例完成初步流行病学调查，并及时进行密切接触者登记。调查时重点了解病例的流行病学史，主要包括：周围有无聚集性发病现象，有无相应的高危职业史（例如从事 SARS-CoV 检测、科研相关工作或可能暴露于动物和人禽流感病毒或潜在感染性材料的实验室人员；饲养、贩卖、屠宰、加工家禽人员及从事禽病防治的人员；未采取严格的个人防护措施，处置动物高致病性禽流感疫情的人员；未采取严格的个人防护措施，诊治、护理人禽流感或 SARS 疑似、临床诊断或实验室确诊病例的医护人员等），以及其他接触禽类或野生动物或暴露于这些动物排泄物及其污染环境的情况等内容。县级疾病预防控制机构接到聚集性不明原因肺炎病例报告后，应立即进行流行病学调查，同时组织对病例的密切接触者进行登记、追踪和医学观察。县级疾病预防控制机构应将不明原因肺炎病例和聚集性不明原因肺炎病例的流行病学调查结果及时向县级卫生行政部门报告，并提出相应的工作建议。

三、病例的会诊与排查

县级卫生行政部门接到不明原因肺炎病例报告后，应于 24 小时内组织县级专家组进行会诊。对明确诊断为其他疾病或明确排除 SARS 和人禽流感的病例，应订正为已明确诊断疾病或"其他不明原因疾病"，并报市（地）级卫生行政部门备案，市（地）级卫生行政部门根据需要组织市（地）级专家组进行审核。县级专家组会诊后仍不能明确排除 SARS 或人禽流感的病例，县级卫生行政部门应立即报告市（地）级卫生行政部门，市（地）级卫生行政部门接到报告后，应于 24 小时内组织专家组进行会诊。

市（地）级专家组会诊后，排除 SARS 和人禽流感的，应订正为明确诊断的疾病或"其他不明原因疾病"，并由市（地）级卫生行政部门报省级卫生行政部门备案，省级卫生行政部门根据需要组织省级专家组进行最终审核。市（地）级专家组不可排除 SARS 或人禽流感的，市（地）级卫生行政部门应立即报告省级卫生行政部门，省级卫生行政部门接到报告后，应立即组织省级专家组进行会诊。

各级卫生行政部门接到聚集性不明原因肺炎病例报告后，要立即组织本级专家组进行会诊。各级专家组要严格按照国家卫健委制定的人禽流感和 SARS 诊断标准进行诊断，在会诊结束后应提出书面会诊意见，如诊断为其他疾病或"其他不明原因疾病"，卫生行政部门应立即将专家组会诊意见逐级通知到原报告单位，由原报告单位订正报告。在各级专家组会诊的基础上，对报告的不明原因肺炎病例均应在发病后 1 个月内订正报告。

四、病例管理

县级以上医院发现不明原因肺炎病例时，应立即将病例收治入院，按呼吸道传染病隔离治疗。乡镇、社区医疗机构发现不明原因肺炎病例，应立即将患者转至县级及以上医院。

医务人员对不明原因肺炎病例进行诊治时，要采取基本个人防护措施（如穿工作服、佩戴工作帽和医用防护口罩等）。发现聚集性不明原因肺炎病例后，应立即采取呼吸道传染病隔离措施和相应的院内感染控制措施。

经专家组会诊，诊断为SARS、人禽流感疑似病例或临床诊断病例或实验室确诊病例者，须按照卫生部相应的防治工作方案开展处置工作。

五、标本采集和实验室检测

县级专家组对不明原因肺炎病例会诊后，仍不能排除SARS和人禽流感时，县级疾病预防控制机构和收治病例的医疗机构要密切配合，采集病例的相关临床样本，尽快送至有条件的实验室，进行SARS和人禽流感病原检测。发现聚集性不明原因肺炎病例后，应立即采集相关标本进行SARS、人禽流感以及其他传染性呼吸道疾病的实验室检测。标本采集人员应做好个人防护，并填写标本登记表。

采集的临床标本包括患者的鼻咽拭子、下呼吸道标本（如气管分泌物、气管吸取物）和血清标本等。如患者死亡，应尽可能说服家属同意尸检，及时进行尸体解剖，采集组织（如肺组织、气管、支气管组织）标本。临床标本应尽量采集病例发病早期的呼吸道标本（尤其是下呼吸道标本）和发病7天内急性期血清以及间隔2～4周的恢复期血清。

对于不明原因肺炎病例的相关标本的采集、包装、运送和实验室检测应事先进行危害评估。若疑似高致病性病原微生物感染，根据危害评估结果应参照《病原微生物实验室生物安全管理条例》及《可感染人类的高致病性病原微生物菌（毒）种或样本运输管理规定》（卫生部令第45号）及《人间传染的病原微生物名录》（卫科教〔2006〕15号）的要求，按高致病性病原微生物进行标本的采集、包装、运送和实验室检测工作。

经省级专家组会诊不能明确诊断的聚集性不明原因肺炎病例，省级疾病预防控制机构要将标本送中国疾病预防控制中心进行检测。必要时，省级疾病预防控制机构要按照中国疾病预防控制中心的要求，将省级及以下专家组会诊后已做出明确诊断的不明原因肺炎病例标本送中国疾病预防控制中心进行复核检测。经过对聚集性不明原因肺炎病例的处理、信息收集、定期报告、定期反馈、病例的发现与报告、疑似病例的预警与排查是该系统预防不明原因肺炎病例暴发的基本手段。

1. 信息收集内容　监测系统收集的信息内容包括不明原因肺炎病例报告卡、个案调查表、会诊记录、不明原因肺炎病例标本送检表和聚集性不明原因肺炎病例密切接触者医学观察表等。不明原因肺炎报告卡包括不明原因肺炎流行病学调查报告、病例流行病学调查、患者发病及就诊经过、发病前活动范围、居住地调查、工作单元调查、密接接触者追踪调查等相关资料；个案调查表中包括一般条件、临床表现、流行病学调查，具体包括患者的姓名、性别、年龄、详细地址、职业、发病时间、初次就诊单位、确诊单位、报告时间、症状和体征等详细资料；会诊记录包括患者的实验室检测结果、患者临床表现、病情变化幅度、并发症状等。不明原因肺炎病例的信息收集清晰地记录着患者的发病情况，且拥有清晰的脉络，医护人员可以通过整理和优化所收集的病例信息，了解不明原因肺炎的发展情况和具体指标，真正把控病情的发展动态，有利于不明原因肺炎的预防与控制。

2. 定期报告、反馈　不明原因肺炎病例的传染病报告卡应由医疗机构保存，相关资料及时录入中国疾病监测信息报告管理系统。定期报告与反馈不明原因肺炎病例的信息有助于提前预防风险性疾病病例发生，如定期优化患者的个人健康状况、治疗护理过程，有利于提前识别风险性疾病，为早预防、早治疗提供保障。不明原因肺炎病例个案调查表应由县级诊存档，根据需要将复印件逐级上报至中国疾病预防控制中心。聚集性不明原因肺炎病例的个案调查表及调查处理报告应逐级上报至中国疾病预防控制中心。医院组织的不明原因肺炎病例会诊记录原件保存在病历中，并及时报告当地卫生行政部门。卫生行政部门组织的专家会诊记录原件作为部门工作文件归档。聚集性不明原因肺炎病例的会诊记录的复印件应逐级上报至省级卫生行政部门和中国疾病预防控制中心。病例标本送检单应由医疗机构或疾病预防控制机构填写。实验室检测结果及时反馈给送检单位。

聚集性不明原因肺炎病例密切接触者医学观察表应由县级疾病预防控制机构负责填写、汇总，并及时逐级报告至省级疾病预防控制机构。各级疾病预防控制机构定期将监测系统的分析结果报同级卫生行政部门和上级疾病预防控制机构，并反馈给辖区内疾病预防控制机构及医疗机构。

不明原因肺炎监测系统，在疾病预防控制中发挥不可替代的作用，在预判趋势、提供线索、信息共享等各方面有其独特的优势。

3. 病例的发现与报告　各级各类医疗机构的医务人员作为传染类疾病的第一发现人，能对病例进行清晰的研判，根据流行病学调查、病例追踪、采样结果做出判断，如肺炎病例：发热（体温38℃），伴咳嗽、咽痛、流涕、乏力、肌酸等症状，此时医务人员应警觉疾病的类别，及时结合实验室检查确定诊断，对可疑病例，采取其标本，标本类别有咽拭子、鼻拭子、鼻咽拭子等，2个工作日内将标本送达网络监测实验室，进行复查确定，随后哨点医院负责人每日收集、汇总、汇报病例信息，每周将数据录入不明原因肺炎监测系统中，形成监测网络。各级疾病预防控制中心在日程疫情监测中，要每日主动监视和分析网络报告的不明原因肺炎病例的数据，分析是否有同一时间、空间或特定职业的聚集性不明原因肺炎病例的发生。

4. 疑似病例的预警与排查　不明原因肺炎的预警与排查是防控的重要措施之一，其中对疑似病例的预警，该系统通过监测系统、流行病学调查等手段，及时发现疑似病例的出现，并对其进行初步调查和筛查；排查则是在疑似病例被发现后，通过医疗机构的诊断和治疗，对疑似病例进行确诊和隔离。完善信息收集系统，及时掌握疫情动态，确保信息的及时性和准确性。

六、信息共享及可视化

不明原因肺炎监测系统，在一定程度上实现信息共享，逐级上报机制，实现了乡镇医疗卫生机构、县级医疗卫生机构、市（地）级医疗卫生机构之间的信息互通。对于 SARS 及严重不明原因肺炎的直报体系，进一步加强了医疗机构与疾病预防控制中心协作，有利于医防融合体系的建设和发展。通过信息共享带动医疗卫生机构与疾病预防控制中心之间的信息融合、训练融合、制度融合，实现对不明原因肺炎病例及时、准确、有效的预防与救护。

在实时监测肺炎疫情方面，不明原因肺炎监测系统能够及时发现疫情暴发和流行趋势，为疾病的防控部署提供预防指导；在收集并分析病例数据方面，不明原因肺炎监测系统能够提供疾病的基本信息，如临床表现、易感人群、聚集范围、感染方式等病例数据，通过数据分析能够为聚集性不明原因肺炎的防控提供科学依据；同时不明原因肺炎监测系统在加强疾病监测和预警领域也具备优势，各级各类医疗机构对疑似不明原因肺炎病例进行填报，完成个案评估，对系统进行维护，可及时发现疑似病例，提高不明原因肺炎监测系统对疾病的诊断和治疗的准确性和高效性，有助于及早采取针对性防控措施。不明原因肺炎监测系统，在一定程度拉近了各级医疗机构与疾病预防控制中心之间的协作关系，逐级上报机制加强了医疗机构之间的信息共享和协作，提高防控效率。

七、案例分析

（一）不明原因肺炎监测系统在全国地级市的运行情况案例分析

自从 2003 年严重急性呼吸综合征（SARS）疫情全面的暴发，直接影响到国家整体健康水平。继发传染病和新发传染病对人类健康造成了巨大威胁。为了及时发现 SARS、人感染禽流感及其他不明原因肺炎为主要临床表现的呼吸道传染病，卫生部于 2004 年要求在全国范围内开展不明原因肺炎的监测，并于 2007 年修订下发《全国不明原因肺炎病例监测、排查和管理方案》。该监测系统的实施在发现我国人感染禽流感等新发呼吸道传染病病例的过程中发挥了重要作用。

通过对住院急性呼吸道感染病例中符合不明原因的病例进行筛查和调查，了解不明原因肺炎监测系统在地市级医院的运行情况，收集安徽省 2 所地市级医院相关数据，利用医院相关信息系统筛查新入院的符合的病例，通过病原学检测，面对面访谈、收集病例记录、患者回顾、流行病学调查等方式进行临床调查。调查选择 1 个月内该院接诊至少 200 例肺炎病例，且具有良好电子化的医院信息系统的医院，筛查时间选择 2016 年 2 月 29 日～ 5 月 29 日。通过结果分析，2 家医院共筛查出可能与不明原因肺炎监测系统诊断相关的急性呼吸道传染病例 2619 例，符合不明原因肺炎监测的病例共 335 例，占比 13%，其中阳性检出率分别为 12%（180/1443）和 13%（155/1176）、98%（117/180）、93%（144/155）；

筛出的病例主要来自儿科和呼吸内科，儿科 167 例，呼吸内科 101 例。重症监护室筛出的病例筛查总数 48%，高于其他科室，如感染科（19%）、结核科（16%）、儿科（13%）、呼吸内科（10%）。

病历记录有流行病学危险因素暴露史的占 97%（303/313），在调查的 311 例病例中，289 例（93%）有职业史、接触史等相关信息，205 例（66%）有其他流行病学史信息，主要为寄生虫疫水和结合（乙肝）接触史，记录科室主要为呼吸内科和结核科；病原学监测结果方面，311 例采集到标本的病例中，18 例监测结果呈阳性（6%），其中 11 例为甲型流感样型病毒，包括 10 例 H1N1、1 例 H3N2 型；7 类乙型流感病毒。

通过对比两家医院住院相关急性呼吸道感染疾病病例，符合现阶段使用不明原因肺炎监测系统定义的病例比例 13%，2 次研究的差异是本研究的筛查对象为入院时可能诊断为不明原因肺炎疑似病例相关诊断的急性呼吸道感染疾病患者，而非局限于入院诊断为社区获得性肺炎的患者，两家医院结果显示，筛查出 335 例，符合不明原因肺炎监测系统中的病例相关诊断标准，仅 1 例上报，表明不明原因肺炎监测系统在现实生活中上报率较低。311 例采集到标本的不明原因肺炎病例中，仅 6% 流感病毒阳性，且全部为季节性流感病毒。根据分析结果可得出，医院可能含有大量不明原因肺炎监测系统定义的病例，但检测阳性率比例较低，说明病例定义特异性较差。

为更好地实现发现聚集性不明原因肺炎病例，应考虑对现有监测系统方案进行修订，如在现有不明原因肺炎监测系统病例定义的基础上加入流行病学危险因素暴露史，以提高病例定义的特异性，减少临床工作人员的报告压力，从而降低漏报、重报、错报病例的发生，提高对监测方案操作流程的依从性。

综上所述，不明原因肺炎监测系统在全国地级市医院的运行现状中，仍然需进一步改进。如一些地级市医院已经能够比较顺利地使用该系统进行监测和汇报，但也有一些医院面临着一定的困难和挑战。①数据质量参差不齐：一些医院在数据采集和汇报方面存在不足，导致数据的准确性和完整性不高，影响疫情数据的分析和处理。②数据共享不畅：有些医院存在数据孤岛现象，缺乏数据共享和协作机制，导致疫情数据无法及时传递和分析，影响疫情防控的效果。③操作不规范：一些医院在操作流程上存在不规范、不标准的情况，缺乏统一的操作规范和流程，影响了疫情数据的准确性和可靠性。④人员不足：一些医院缺乏专业的人员进行数据采集和分析，导致疫情数据的处理和分析能力不足，影响了疫情防控的效果。虽然不明原因肺炎监测系统在全国地级市医院的推广和应用已经取得了一定的成效，但仍然需要进一步完善和优化。需要加强对数据标准化、共享和协作的管理，提高操作规范和流程管理能力，增加专业人员投入，以提高疫情防控能力。

（二）上海、浙江等地区不明原因肺炎监测系统的运行情况

不明原因肺炎监测系统在新发传染病的预警监测中发挥着极其重要的作用。追溯至1950 年，上海市制定了传染病报告法规，建立了"各级医疗机构—区县卫生防疫站—

市卫生防疫站" 3 级传染病报告网络, 聚集性不明原因疫情传递方式为: 邮件、专人传递、电话等。2006 年上海市制定下发了《上海市霍乱等传染病监测方案》, 2016 年组织修订, 目前已经建立起涵盖所有法定传染病、水痘、军团菌等监测网络和体系, 开展传染病的病例监测、症状监测、暴发监测、病原学监测、血清学监测、病媒生物监测, 以及针对托幼、养老、医疗等特殊机构的消毒质量监测, 形成了监测点、区疾病预防控制中心、市疾病预防控制中心的疾病预防控制 3 级监测网络, 构建起敏感、高效、有力的传染病监测体系。

上海市 2005—2018 年该系统仅有 5 例不明原因肺炎病例, 其中 1 例确诊为人感染 H7N9 禽流感, 其余后续均予以排除。浙江省 2005 年和 2006 年共报告不明原因肺炎病例 29 例, 2007—2019 年均无报告。据估算, 全国每年符合报告标准的不明原因肺炎病例在 200 万例以上。此时期不明原因肺炎监测系统未能起到应有的作用。

合肥市 2016 年分析不明原因肺炎监测系统, 检测结果显示, 2014 年 4 月 1 日～ 2016 年 3 月 31 日, 共采集到不明原因肺炎病例标本 43 例, 检出流感病毒核酸阳性 16 例, 阳性率 37.21%, 其中 B 型 1 份 (2.32%)、H3 型 11 份 (25.58%)、H7 型 4 份 (9.30%)。4 例 H7N9 患者均有疫情地区旅居史, 发生流感病例主要集中于 2015 年春季。合肥地区不明原因肺炎病例监测与流感监测一致, 在一定程度上为流感防控提供科学依据。

因此, 不明原因肺炎监测系统在流感监测领域仍然存在一些需要改进的方面。例如, 在数据准确性、实时性、数据共享、数据分析等方面, 均需要进一步加强。同时, 还需要建立更加完善的数据审核机制, 对异常数据进行核查和纠正, 以提高数据的准确性和可信度。此外, 还需要进一步推动各省份之间的数据共享和协作, 建立更加完善的数据共享平台, 加强疫情数据的共享和交流。总之, 不明原因肺炎监测系统在未来发展中需要不断完善和优化, 以更好地服务于公众健康和疫情防控。

传染病监测系统针对传染病在人群中发生、进展、分布规律和变动趋势及有关因素, 进行连续、精确地收集、整理和分析。通过定期、定点的系统监测, 及时分析疾病的动态分布和变动趋势, 为制订防治对策、开展防治工作提供科学依据。20 世纪中期, 美国疾病预防与控制中心逐步建立传染病监测系统, 炭疽事件发生后, 美国通过利用大数据更是增强了应对突发事件的快速反应能力。目前, 美国拥有 100 多个监测平台及系统, 并且在美国各州和地方得到了广泛应用, 以捕捉异常传染病事件的发生, 对传染病暴发进行早期识别与预警。

第五节 基于社区流行病早期报告电子监测系统

基于社区流行病早期报告电子监测系统 (electronic surveillance system for the early notification of community-based epidemics, ESSENCE) 是由约翰斯·霍普金斯大学应用物

理学实验室（JHU/APL）、华尔特里德陆军研究所预防医学部以及马里兰州、弗吉尼亚州和哥伦比亚特区的卫生部门合作研发的。ESSENCE 起源于美国国防部高级研究计划局于1999年底资助发起的一项名为生物事件早期指征识别技术（Bioalirt）的研究计划，该计划强调利用多源数据以及先进信息技术对生物恐怖早期预警。

自"9·11"恐怖袭击事件之后，在生物恐怖主义和自然公共卫生问题的推动下，ESSENCE 不断被更新和扩展，目前 ESSENCE 已发展到 ESSENCE Ⅳ 版本。最初的ESSENCE 使用《国际疾病分类》第9次修订版（ICD-9）对症候群进行分类，当患者在门急诊就诊时，医务人员获取患者相关信息的同时实时完成 ICD-9 编码，并在一定时限内将数据传送到中心数据处理台。随后开发的 ESSENCE Ⅱ 版本扩展了数据源，比如门诊数据、学校缺勤情况、药物销售等，并实现了每日监测与预警，同时对时间与空间出现的异常情况进行了分析。ESSENCE Ⅲ 的研究侧重点在于症状监测系统。ESSENCE Ⅳ系统的研发与多次更新，不但整合了临床和非临床信息数据源，增加了各类数据源，而且提升了可视化分析的交互性。这些版本目前已经在美国国防部、退伍军人管理局（Veterans Administration，VA）、美国疾病控制与预防中心（Centers for Disease Control and Prevention，CDC），以及州和地区公共卫生机构等部门中进行应用，为公共卫生部门提供有价值的信息，以及时发现和监测卫生事件的暴发并做出决策。

一、数据来源与收集

ESSENCE 收集的数据主要有三大类型，例如，ESSENCE 的第二个版本 ESSENCE Ⅱ 中所包含的数据如下几类。

第一类信息：主要指反映患者疾病情况的基础信息，包括医院急诊室患者主诉、非处方药物销售、卫生服务热线等。该类数据被归纳为敏感医疗信息，在条件许可的情况下允许获取及使用。同时，这类信息在监测预警时体现的价值有所差异，因此当异常情况出现时需要视情况而定，针对不同信息赋予不同的权重。

第二类信息：主要是指特异性低而用来补充信息的数据，包括某地流行病、药店促销以及天气事件信息等，这些情况的发生与非处方药物的销售额增加成相关关系。因此，非处方药物销售额增加并不意味着该地区必然发生某种流行病，也有可能是其他因素影响导致的结果。

第三类信息：是指由国家重要城市区域外部监测获取的信息，这类信息有助于提升ESSENCE Ⅱ 系统预警的敏感性、特异性和及时性。

上面提到的三种类型的数据收集，采用的是解密控制或共享政策，对信息的访问范围进行了限制，保证了个人医疗保健信息的隐私性。根据患者的非特异性症状，可以将患者分为七大类症候群，具体包括死亡、消化道症状、神经系统症状、皮疹、呼吸道症状、脓血症和其他非特异性的症状。症候群的判定是采用自然语言处理算法或基于权重关键字匹配的方法，对自由文本的主诉描述进行处理，将其归纳为某一特定的症候群类别中，并转化为一种通用的格式，信息即可用于其他监测活动。系统只需对医院急诊电子信息记录进行简单的检索，便可为共享医院、州和县的监管机构提供各症候群的病例数据，且大部分病例均可使用电子每天获取，同时引起公众关注的社会热点事件也可改变发现和预警的阈值。而 ESSENCE II 的最大问题之一是数据收集时间较长，大部分数据都是在患者就诊后 1～3 天获取的，但提高报告的时效性、优化数据的自动传送和提高数据的上传频率等方式可以将时间缩短至 1 天。

二、数据分析

ESSENCE 使用的暴发发现的时间分析方法，包括自回归模型算法和指数加权移动平均（EWMA）方法。其中，自回归模型算法是一种基于时间序列的统计方法，通过对历史数据进行分析和预测，检测出可能的疾病暴发事件。该方法能够识别与历史数据异常偏差的新数据，从而提供及时的预警。指数加权移动平均方法对疾病数据进行加权平均，对流行病学数据进行平滑处理，能够有效过滤噪声，并提高对潜在疾病暴发事件的检测能力。ESSENCE 系统使用这些分析方法监测各种疾病，包括呼吸道疾病、肠道疾病、传染性疾病等。通过对多种数据源的实时监测和分析，ESSENCE 系统及时发现疾病暴发事件，实施防控措施，保护公共健康。CDC 的早期异常报告系统算法作为参考算法也被纳入时间分析，用来对 ESSENCE 算法的性能改进进行评价。ESSENCE 系统也可用于空间异常的发现，集成 SaTScan 软件中的 Kulldorff 扫描统计量作为主要的空间分析工具。Kulldorff 扫描统计量能够识别时间和空间上聚集的疾病病例，从而帮助公共卫生官员确定疾病暴发范围与规模。另外，ESSENCE 研发了改进版的扫描统计方法，用以生成模拟的时空相互作用聚集。改进版的扫描统计方法不仅可以检测时间和空间上的聚集，还可以生成模拟的时空相互作用聚集。

在 ESSENCE 中暴发发现方法使用了包含多重数据流的"数据融合"技术。Burkom 和 EIbert 等在 ESSENCE 中将 Kulldorff 统计量用于多重数据源，其做法是在每一个数据源中如果有可以利用的空间信息，在使用这些空间信息时把数据源作为协变量处理。一种多重单变量策略也可用于多重数据流分析，即对每一个数据流单独使用单变量暴发发现方法，从而基于贝叶斯信任网络（Bayesian belief network，BBN）将多重单变量算法的输出结合起来，对决策进行优化。BBN 的方法在控制假报警率的同时也提高了灵敏度。

三、可视化

ESSENCE 中既有标准的可视化，也有用户自定义的可视化，ESSENCE 最常用的可视化功能在于时间序列视图提供了数据时间行为的图形显示，能够按特定参数进行分层，查看汇总的计数和注入数据质量因素，以提高对数据特征的理解。数据详情页提供了单个记录的行列表和查询结果的饼状／柱状图表示形式。地图视图允许用户在指定区域的地理显示中查看数据和警报，警报列表提供了警报算法产生的信号视图，列表中的每一行都包括相应的时间序列视图或数据详细信息页的链接。

为了便于按空间、时间、亚人群和临床特异性选择所需的数据，查询门户为用户提供了详细设计和管理简单或复杂查询的工具，用于常规或特别监测。在线查询向导为这些过程提供了便利。对于所需的分析，用户可以选择数据源、日期范围、时间分辨率（每天、每周、每月、每季度或每年）、时间检测算法，以及根据数据源从各种组件过滤器中进行选择。对于每个数据源，用户可以通过自定义可视化的配置文件来定义自定义过滤器，选项包括自由文本、参考列表、数字范围和日期过滤器。用于创建过滤器的查询字段选项的示例包括所感兴趣的年龄组、地理系统、综合征或医疗类别。可用于选择、分层和过滤的属性详情如下。

1. 地理系统　数据可以在许多地理系统中查看，如区域、邮政编码、医院、军事治疗设施（military treatment facility，MTF）、学校或商店。每个地理系统都定义了一个用于地理上过滤数据的系统。

2. 医疗分组系统　当通过查询门户查看数据时，用户可以选择各种数据的呈现方式。可以通过许多分组系统查看数据，包括 ESSENCE 综合征、ICD 编码、主诉、非处方药（over the counter drug，OTC）销售记录的类别或呼叫中心指南等，具体取决于查询的数据来源。

3. 综合征分组　ESSENCE 系统中使用的综合征分组取决于所使用的医疗分组系统和用户站点的需求。这些分组用于将数据过滤成医学上相似的集合。综合征分组的例子有呼吸系统、皮疹、咳嗽／感冒、鼻窦炎、哮喘、胸痛等。每个医疗分组系统都将具有一组综合征或执行自由文本的能力。综合征定义的用户界面提供了一个分布机制，用于查看定义综合征或子综合征的规则。除了综合征类别外，用户还可以根据主诉出院诊断字段进行查询，这是一个已解析的序列主诉和出院诊断。通过主诉出院诊断类别进行过滤，使用结构化查询语言"Where"子句来选择符合用户条件的记录。通常来说，这种过滤采用简单的关键字匹配的形式，其中包含通配符匹配和否定项。

4. 探测器　ESSENCE 工具将警报算法称为检测器。对于涉及比查询向导更复杂的数据选择和自由文本逻辑的查询，ESSENCE 提供了一个高级查询工具，可允许涉及复杂数据选择和自由文本逻辑的查询，具有自动逻辑验证和公共或私人共享的功能。一旦用户创建了查询，就可以使用一个操作按钮来指示使用和查询。选项包括形成时间序列和表格的形成。复杂的查询可以保存以供重用和应用到其他适当的数据源。

除了标准的可视化之外，ESSENCE 还提供额外的视图和分析模式。其中，最常用的是 myESSENCE 和 myAlerts。

5. myESSENCE　ESSENCE 主菜单上的 myESSENCE 功能有助于创建多个图形、图表、表格、地图和警报组成的自定义仪表盘。用户可以通过使用小部件界面选择、拖放小部件来创建单独的仪表盘。他们可以通过向仪表盘提供副本或提供他们保持控制的只读副本来与其他用户分享每个仪表盘。小部件的可能选择是时间序列图、地图和数据详细信息列表。每个视图的参数，如开始和停止日期，都是可修改的。这些视图可以按 1 列、2 列或 3 列的格式排列。用户在仪表盘的创建过程，可自行选择并整理图形、地图、图表、数据细节和文本，快速估算日常情况。创建用户为每个仪表盘提供文本描述和注释，可由创建者或共享用户修改。创建完成后，每个仪表盘将作为单独的选项卡显示在 myESSENCE 网页上，默认情况下，每个仪表盘应用于添加到仪表盘时，为每个图表选择的地理区域的数据。创建者或共享用户可以更改区域，ESSENCE 将更改仪表盘上的所有视图以反映来自新区域的数据，用户可以通过选择"原始查询"恢复到默认视图。

6. myAlerts　myAlerts 功能允许用户设置反映特定子群体、算法和条件的查询结果的自动通知。这些通知有两种类型：在 ESSENCE 中接受符合查询定义的任何单个数据记录而触发的通知为感兴趣记录警报；由最小计数或检测查询返回的记录集算法所触发的通知是检测器警报。用户除了指定警报算法外，还可以指定最小记录数。这种定制警报功能的 Web 页面，具有多个可选择的警报条件，可用于监视首选数据源。要求算法结果超过指定统计阈值的警报可以限制为要求在连续 m 天或最近 n 天中的 m 天跨越阈值。用户可以为每个自定义警报设置自动电子邮件提示，可以选择与其他指定的 ESSENCE 用户自动共享所选定的警报。ESSENCE 的开发者还为特定的管辖区需求创建了单一用途的视图和工具，包括统计表和并排图，尽可能广泛地适用于所有数据源。

四、案例分析——野火后呼吸系统疾病的监测

俄勒冈州每年都会发生野火，由此产生的烟雾导致空气质量严重下降，不仅会给健康人群带来疾病风险，而且容易使患慢性呼吸道疾病及心血管疾病人群的病情恶化加剧。俄勒冈州 ESSENCE 团队招募了两名地方公共卫生局的备灾协调员参与试点项目，这两名协调员所在地区经常受到野火烟雾的影响。该团队在野火发生季节前评估数据及监测需求、风险沟通和野火期间的日常应对策略，并且尽可能获取医院急诊室就诊人数及相应的健康结果。此外，ESSENCE 团队利用数据来评估对较脆弱人群健康状况的影响，包括老年人和儿童等。俄勒冈州 ESSENCE 的流行病学家在野火季节前为每个参与者创建了查询和 my ESSENCE 页面，地方公共卫生局的工作人员练习运行查询、修改查询，并讨论解释和数据共享的最佳实践。在野火季节时，每周举行简短的网络研讨会，提出问题并学习其他技术，包括展示时间序列的比例和调整地理参数，重点关注空气质量差的地区。

2015 年俄勒冈州发生严重野火，地方和州公共卫生部门第一次能够监测和共享关于跨部门烟雾预警几近实时的信息。在项目评价阶段，参与者报告在此次症状监测、解释和风险沟通方面的知识有所增加。另外，急诊总就诊次数、哮喘、心悸或其他心脏疾病的患病

人群没有明显增加，可能是卫生部门提前发布监测预警的结果，有效地保护公众减少或免受野火烟雾的影响。之后，俄勒冈州 ESSENCE 将整合精选的紧急护理数据，以更好地捕捉因野火烟雾而增加的发病率。

2020 年俄勒冈州再次发生火灾，公共卫生部门人员利用该州的症候群监测系统 OR-ESSENCE 收集电子健康数据，这些数据主要是从患者在医院急诊科就诊或向当地其他医疗中心寻求医疗服务时实时收集。俄勒冈州利用这些数据来监测野火对公众健康的影响以及对医疗卫生系统造成的负担。并且，通过将症候群数据与其他数据源结合，卫生部门可以在俄勒冈州野火的高污染期确定哮喘样疾病（asthma-like illness，ALI）的特征，然后进一步分析医院急诊科、当地其他医疗中心以及来自 OR-ESSENCE 全州和各县的 $PM_{2.5}$ 空气质量数据，总结出从 2020 年 9 月 6 日到 10 月 3 日的 ALI 的数量和 24 小时平均 $PM_{2.5}$。当明确野火期间该州大部分地区空气质量水平较低时，将这些数据与之前的 4 周进行比较，并且按照不同种族人群进行划分，以识别易患病人群。

第六节　健康地图

健康地图（HealthMap）是由哈佛大学博士、波士顿儿童医院生物及医学信息工程项目 Clark Freifeld 和麻省理工学院健康科学与技术部 John Brownstein 于 2006 年共同创建，主要利用大数据中反应疫情的网站或应用，采取一定的算法抓取来源于网络的一切公开信息，经算法分析整合大数据后，形成直观的可视化信息。通过提取、分类、过滤和整合，监测疾病暴发迹象，是目前全球最著名的传染病监测预警系统之一。

HealthMap 项目运行至今，已获得各个部门的资助，包括美国国立卫生研究院、美国国际开发署、国防部、高级情报研究计划署，CDC、谷歌、斯科尔和盖茨基金会（Skoll and Gates Foundation）等重要机构的资金支持。由于 HealthMap 系统 API 对接美国白宫等政府部门，并建立双向信息传输通道，因此其研发成果能直接应用于美国 CDC、WHO、DoD、HHS（美国健康与公共事业部）、美国国土安全部、国立图书馆等，甚至欧盟成员国也采用 HealthMap 系统。利用谷歌地图等地理监测工具，对全球各地的健康信息变化进行追踪、汇总和过滤，形成多种语言版本的信息地图。

HealthMap 依靠庞大的数据与整合、分析技术，为全球监测预警做出巨大贡献。2012 年半年内全球暴发的 111 次流行性疾病中，HealthMap 报告的速度比官方提前了 1.26 天。在大部分流行性疾病的报告中，HealthMap 预测的信息内容与官方报告结果基本一致。2014 年 3 月 14 号，HealthMap 预警了几内亚境内暴发的"神秘出血热"；3 月 19 号，HealthMap 证实其为埃博拉病毒，同时向 WHO 发出警报，并呈现了埃博拉病毒在几内亚东南部热带雨林地区传播的大致地点和路径；3 月 23 号，世界卫生组织（WHO）正式宣布埃博拉疫情暴发，报告了第一例确诊病例。而此时，HealthMap 已经追踪了几内亚 29

例确诊病例与 29 人死亡病例——所有数据和报告都来源于社交媒体、当地政府网站等。HealthMap 系统除了预测流感疫情外,还包括警报登革热暴发、预警人畜共患的新发传染病、实时监控药物安全、查询附近疫苗接种站、提供世界疫情情报,以及监测持续性体温等多种项目。

目前,HealthMap 平均每天处理 133.5 个疾病警报(95%CI:124.1 ～ 142.8),其中约50% 被归类为突发新闻(65.3 个报告 / 天)。在 30 天的默认窗口中,该系统在某一天可能会显示超过 800 条突发新闻警报。截至 2007 年 11 月 20 日,HealthMap 自启动以来已经处理了超过 35 749 个警报,涉及 171 个疾病类别和 202 个国家或地区。

一、数据来源与收集

HealthMap 主要通过与世界卫生组织(WHO)、地球哨兵网(GeoSentinel)、世界动物卫生组织(World Organization for Animal Health,OIE)、联合国粮农组织(Food and Agriculture Organization of the United Nations,FAO)、野生动物集成网络(Wildlife Data Integration Network)等国际机构建立合作关系,获取全球卫生领域相关信息。另外,还包括 ProMED、谷歌新闻搜索,百度新闻和搜搜资讯等互联网数据信息。其中,大部分数据来源于 ProMED(61.58%),谷歌等其他搜索引擎新闻占比 25.24%。除此之外,比较重要的来源还包括简易信息聚合(really simple syndication,RSS)的订阅信息(12.11%)、推特等社交媒体(8.7%)。

HealthMap 通过汇集谷歌在线新闻、专家言论、目击者报告、官方报道和 twitter、Facebook 等社交媒体的海量数据,全面了解目前全球传染病形势及对人类与动物健康造成的影响。

二、数据处理与分析

HealthMap 将谷歌新闻、ProMed Mail 上的信息进行收集整合,采用人工智能训练的算法,以前所未有的速度和高准确度对文本进行解析,使用相似性分数阈值,将具有相似性的文本进行分组,应用相应的类别标签进一步过滤,主要标签包括:①突发新闻,新发现的疫情;②警告,对疾病的发生产生担忧,例如在冲突地区或自然灾害地区;③后续行动,参考过去已知的疫情;④背景 / 环境,关于疾病背景信息,例如疫苗接种、准备工作计划、研究结果;⑤与疾病无关,与任何疾病或健康状况无关的信息。

其中,从显示中过滤标签②～⑤。通过计算基于文本和类别匹配的相似度分数来删除重复的文章。除了显示映射的内容外,每个警报都链接至"相关信息"窗口,提供类似内容的详细信息,以及同一疾病或地点的最新报告与进一步研究的链接(例如,WHO、CDC、PubMed、维基百科等)。

根据以上程序,按照数据来源、疾病类别和地理位置聚合文本,在地图上定位暴发地点,从而发现传染病事件发生的信号。HealthMap 使用自然语言处理方法搜索网络上发布的文本，并将文本与已知病原体和地理区域词典进行比较，通过这一方式实时识别传染病事件的发生情况。该算法经过训练，可忽略噪声，并通过识别疾病相关文本（如病原体名称和发病率数字）来解析相关报告。HealthMap 使用贝叶斯机器学习分类方案（最初训练该分类方案时，使用的是手动标记为相关的数据），对现有报告的人工特征进行训练，从其他疾病报告（如科学文稿和疫苗接种计划）中分离出与疾病暴发相关的噪声。

HealthMap 还可自动提取地理信息，通过这些信息可将多份报告联系在一起，并且识别跨辖区公共卫生机构可能遗漏的疾病聚集。HealthMap 使用的是不断扩充的词典，其中包含超过九种语言的文本。这凸显出相对于需要大量人力的连续人工分类法，人工智能在疾病监测方面的关键优势是同时具备全球覆盖和超本地化态势感知能力。例如，通过这一动态架构，HealthMap 在 2019 年 12 月 30 日便发出"不明病因肺炎病例聚集"的警告，解决了整合多种非结构化信息来源的计算挑战，根据数据来源的可靠性和报告的数量，生成彩色编码的"元警报"。由于可通过对报告信息的彻底汇总和交叉验证的方式，减少假警报的生成。因此，根据数据源的可靠性（例如，增加 WHO 报告的权重，减少当地媒体报告的权重）计算综合活动得分（或热度指数）；以及独特数据源的数量，增加多种类型信息的权重（例如，关于同一疫情的讨论网站和媒体报道）。单一事件的多个信息来源比任何一个独立渠道来源的信息能够为报告提供更可靠的支撑。

三、可视化

HealthMap 的可视化主要包括地图可视化、时间线可视化、表格和图表可视化及移动应用程序可视化。

（一）地图可视化

HealthMap 的地图可视化是其主要的可视化形式，它在全球地图上显示疾病暴发和其他公共卫生事件的位置和规模。全球网友可以通过地图可视化，免费获取疫情信息，其中包括具体的暴发地点和跟踪新的病例和死亡人数的信息。地图上的标记可以通过颜色、大小和形状等方式呈现出疾病的严重程度和类型。其中，标记的颜色表示疾病的级别，例如红色表示高级别疾病，黄色表示中级别疾病，绿色表示低级别疾病；标记的大小表示事件的规模，例如大标记表示大规模事件，小标记表示小规模事件；标记的形状表示疾病的类型，例如圆形表示传染病，菱形表示食品中毒事件。

地图可视化还具有交互功能。用户可以使用地图缩放和滚动功能浏览全球、国家和地区的数据，单击标记以查看有关事件的更多详细信息。用户还可调整地图以显示不同的地理位置和时间范围，以便更深入地了解疾病暴发和其他公共卫生事件的趋势和模式。

地图可视化实时更新，这意味着可以反映最新疾病暴发与其他公共卫生事件的情况，使用户可以迅速获取目前的疫情信息，从而采取必要的预防措施。

（二）时间线可视化

HealthMap 的时间线可视化可以显示疾病暴发和其他事件的时间轴，标记可以表示事件的严重程度、类型和地理位置。用户可以使用时间线滚动条浏览事件历史记录，并可以单击标记以查看有关事件的更多详细信息。

（三）表格和图表可视化

HealthMap 的表格和图表可视化可以显示有关疾病暴发和其他事件的详细数据。这些可视化可以显示事件的数量、地理位置、时间、病原体类型、受影响的人口统计信息等。用户可以使用这些可视化来分析和比较事件的趋势和模式，并可以导出数据用于进一步分析和研究。

（四）移动应用程序可视化

HealthMap 的移动应用程序"Outbreaks Near Me"，能够提供疾病暴发和其他事件的可视化。用户可以使用移动设备查看地图和时间线可视化，并可以设置自定义警报和通知，以便及时了解他们所在地区的事件。同时，也鼓励大众投身于公共卫生事业，通过拍照、发送短消息的形式向系统上报疫情情况。

（五）用户参与可视化

美国公共卫生协会、Skoll 全球威胁基金和 HealthMap 合作开发一款名为"Flu Near You"的参与式监测系统。该系统允许用户每周提交流感症状的相关信息，供研究人员了解更多关于流感传播的情况，同时用户可实时观察流感在其社区和全国的扩散程度。

HealthMap 还开发一项免费在线服务的疫苗搜索器，与诊所、药店和卫生部门等医疗机构合作，提供有关接种流感疫苗的准确和最新信息。用户可进行搜索，查找美国范围内接种流感疫苗的地点。通过简化寻找和选择疫苗提供者，使每个人都能接种流感疫苗。

除了以上可视化形式之外，还有其他形式的可视化，例如热力图、散点图、折线图和柱状图等。这些可视化形式能帮助用户更深入地了解疾病暴发和其他公共卫生事件的趋势和模式，并可以帮助决策者制定更有效的公共卫生政策和措施。

四、案例分析

（一）甲型 H1N1 流感预警

2009 年 4 月，美国首次发现一种被称为猪流感（H1N1 流感）的新型流感病毒株。随后，该流感病毒很快在墨西哥暴发，并迅速蔓延至全球的 24 个国家和地区，包括加拿大、日本和英国。该病毒的传染性非常强，导致大量的感染和死亡。在最初 H1N1 流感发生时，世界大部分地区都在关注源自亚洲的禽流感威胁，而 HealthMap 系统在 4 月 1 日实时收集和过滤有关新型流感病毒的信息，提取墨西哥急性呼吸道感染性疾病的相关证据，对全球范围内的新闻报道、卫生部门的公告、社交媒体等信息进行挖掘和分析，自动识别与 H1N1 流感相关的关键词和短语，并对数据进行分类和筛选，及时发现与 H1N1 流感相关的事件和趋势。当明确流感疫情时，HealthMap 向全球发出警报，WHO 的全球疫情警报和反应网络、泛美卫生组织和墨西哥卫生部立即进行沟通，并迅速采取有效的防控措施。关于此次疫情的信息，直到几周后（4 月 21 日）才在相关媒体上报道。研究显示，HealthMap 系统监测时间比英文来源的信息提前约数周，这使得卫生官员和公众能够更早地了解疫情，采取必要的控制措施来防止疫情的蔓延。HealthMap 追踪最早报告来源于墨西哥，发生于韦拉克鲁斯市的拉格罗利亚小镇的一种"神秘"流感样病例的紧急疫情报告，造成 3000 名居民中 60% 引发感染，2 人死亡。

HealthMap 给我们提供一个成功范例，其利用数据挖掘互联网资源为公共卫生监测服务，从而提高和增强传统的公共卫生基础设施的建设。同时它也表明，媒体具备渗透至乡镇、城市和社区的能力。因此，特殊的新闻报道可以作为一种有用的信息资源用于监测潜在疾病的暴发，而这些往往是官方公共卫生部门可能关注不到的地方。HealthMap 的使用可以填补这些信息缺口，弥补传统公共卫生监测的不足之处，提高和增强传统公共卫生基础设施的建设。

（二）登革热的感染趋势

2019 年，各国暴发了严重的登革热疫情。孟加拉国 10 月 21 日卫生数据显示登革热患者已达 93 807 人，其中 104 人死亡。巴西因登革热死亡人数再次攀升。根据 HealthMap 的数据，印度尼西亚发生的登革热疫情于 2019 年上半年开始迅速扩散。截至 7 月份，已有超过 9 万人确诊登革热，其中包括超过 800 名儿童被感染。该疫情在印度尼西亚多个省份蔓延，包括爪哇岛、苏门答腊岛和巴厘岛等地。

在这次疫情中，HealthMap 的数据显示登革热的扩散趋势。例如，登革热疫情在印度尼西亚东部省份的传播速度比西部省份更快，可能与当地的气候和环境条件有关。此外，HealthMap 还提供了有关登革热的预防和治疗措施，如使用蚊帐、清除蚊子的繁殖地等，并帮助公众和卫生机构了解疫苗的可用性和效果，及时采取相应的措施，减少感染和传播风险。

总的来说，HealthMap 对登革热的监测案例表明，该平台可以提供实时的疫情监测和趋势分析，为公众和卫生机构提供有用的信息和支持，帮助他们更好地了解疾病的传播和趋势，减少疫情带来的影响。

第七节　早期异常情况报告系统

CDC 开发了早期异常情况报告系统（early aberration reporting system，EARS），用于公共卫生的预警和响应，以监测、报告公共卫生事件的发生。国家传染病中心的生物恐怖应急项目为 EARS 提供技术和研发支持。截至 2006 年中期，约 90 个市、县、州的公共卫生办公室以及其他国际组织办公室使用 EARS 来帮助早期识别疾病暴发和生物恐怖事件。

　　EARS 已经成功对多次疾病暴发进行监测和预警。例如，某州卫生官员怀疑该州可能存在志贺杆菌病暴发，但通过 EARS 对该州的传染病监测数据进行分析后，该暴发事件得以确认，并很快识别出所涉及的其他范围。此外，EARS 将哮喘病例的增多与臭氧水平的增加联系起来，尽管臭氧水平的增加并不足以引发臭氧预警。通过利用 EARS 还发现了西尼罗病的高发季节，并据此实施喷洒灭蚊等相应的防护措施。

　　EARS 系统在美国纽约市卫生局和华盛顿特区的几个卫生部门实施，在"9·11"恐怖袭击之后，EARS 被修改成为一个标准的监测系统。其应用范围不仅仅局限于卫生部门的日常监测工作，在全球大型公共活动中也提供了重要的健康监测支持。这些活动包括 2004 年在乔治亚州召开的 G8 高峰论坛、2004 年在波士顿召开的民主党全国大会、2004 年在纽约市召开的共和党全国大会，以及 2004 年的希腊夏季奥运会。佛罗里达州卫生部在 2004 年飓风季节期间采用了 EARS 进行健康监测。在监测期间，EARS 系统显示存在一定健康风险，其中包括动物咬伤和一氧化碳浓度的增加。EARS 还被应用于 2005 年卡特里娜和丽塔飓风后的飓风季节健康监测。在监测期间，EARS 通过对不同健康指标的分析，发现潜在疾病风险，如呼吸系统疾病、皮肤病、腹泻等。这些自然灾害给当地居民的身体健康带来了严重影响。采用 EARS 系统对当地居民的健康状况进行监测，可以有效控制健康风险，保障公众的健康和安全。

一、数据来源与收集

　　1. 疾病报告系统数据　EARS 与各级卫生部门的疾病报告系统建立数据接口，通过这些接口实现数据源的接入，以收集疾病报告数据。包括传染病、慢性病等各类疾病。这些疾病报告数据包含患者基本信息、症状、体征、诊断、治疗、传染源和传播途径等方面的信息。

　　2. 医院就诊数据　EARS 从医院的电子病历系统中收集就诊数据，包括就诊人数、诊断信息（疾病名称、ICD 编码等）、人口信息（患者的性别、年龄、地域等）、疾病种类、就诊科室、用药信息（药品名称、剂量、用法等）、手术信息（手术名称、手术时间、手术部位等）、住院信息（入院时间、出院时间、住院天数等）、医疗费用信息（医疗保险支付、自费部分等）等信息。这些数据可以反映不同时间段和不同地区疾病的流行情况，有助于预测未来的疾病趋势。

　　3. 实验室检测数据　EARS 从实验室的检测报告中收集相关数据，包括检测项目（病原体、血液生化指标、免疫学、病原学、病理学、尿液、粪便、呼吸道样本等其他类型的监测）、检测结果、检测时间等信息。这些数据用于疾病的诊断和治疗，可以用于监测疾病的流行趋势。

　　4. 疫苗接种数据　EARS 收集疫苗接种数据，包括接种人数信息、接种人口学信息（年龄、性别、地域、职业等）、疫苗接种信息（疫苗种类、接种时间、接种地点、接种剂次等）、接种机构信息（医疗机构名称、地址、联系方式等）、不良反应信息（接种后出现发热、过敏等）、病例信息（接种后出现流感、肺炎等）、接种记录信息（存储方式、管理方法、保密措施等）等信息。这些数据可以帮助评估疫苗接种效果，并监测疾病的传播和控制情况。

5. 其他相关数据　除了上述数据源外，EARS 还可以从其他相关数据源中收集相关数据，如环境监测数据、人口统计数据、天气预报数据等，这些数据可以进一步帮助分析疾病的流行趋势和预测未来的疾病风险。

以上数据必须保存为 SAS 数据集、Microsoft Access 数据库表格、Microsoft Excel 工作表或者其他任何定界文本文件。EARS 不支持实时数据流，可通过手动下载数据进行处理。

在 EARS 中，患者主诉被搜索并被表示为某种症候群，然后通过使用一种称为 EARS 搜索程序（EARS search process，ESP）的内部函数被归为某类特定的症候群类别。ESP 搜索描述 EARS 监测疾病的主诉字段，症候群类别预先由一些编入 EARS 代码的词汇定义（预先定义的症候群类别被嵌入 EARS 代码）。用户可以定制症候群的定义并利用系统内置逻辑公式进行扩展，以将症候群名与症候群联系起来。用户也可以在不运行 EARS 的情况下单独运行 ESP，这就使在不运行全部 EARS 程序的情况下构建新的症候群和症候群函数成为可能。

二、数据分析与预警

EARS 是一个包含顶层程序和几个子程序的 SAS 程序套件，用于计算异常检测指标并生成 HTML 输出。EARS 有两个版本，使用不同的基线来计算感兴趣事件（即综合征）的均值和标准差。历史版本利用 3 ～ 5 年的基线数据。在诺克斯县，只有来自 "911" 呼叫中心的数据采用历史版本进行分析。EARS 的非历史版本基于 7 天基线数据计算均值和标准差，用于分析诺克斯县所有数据的提供者。为对比，"911" 呼叫中心的数据也使用非历史版本进行分析。对于任何版本，当事件的当前计数超过均值 3 个标准差时，该事件被标记为异常。

EARS 顶层程序需要针对每个数据提供者进行修改，以指定适当的计算机目录、文件名、事件（综合征）代码及 HTML 输出的格式（例如，图表和表格的标题）。每个数据提供者只需要进行一次修改，CDC 提供了修改顶层程序的文档。如果原始数据文件中包含足够的信息，则在顶层程序中可以选择分层。在诺克斯县，有几个原始数据文件包含邮政编码信息，并根据居住县进行分层分析。

数据合作伙伴每天早晨通过电子邮件或自动通过文件传输协议（file transfer protocol，FTP）将包含前一天信息的原始数据文件传输给卫生部。通过 FTP 上传的文件会在特定时间自动下载（通常早上上传至服务器后）。来自电子邮件发送的文件必须进行手动检索。通常，在每个工作日的上午 9：30 左右，来自所有数据合作伙伴的文件都可用并进行分析。

EARS 已经开发了 MS-DOS 批处理文件，并引入顶层 SAS 程序中，用于每个数据提供者自动导入数据文件并完成分析。这可以通过在 Windows 2000 任务计划程序中设置批处理文件作为计划任务来实现。完成分析后，EARS 将生成表格和图形 HTML 输出。通常由卫生部审查表格的输出，该输出提供了最近 30 天内每个监测事件的每日计数。表格还能自动以电子邮件形式发送至感染控制专业人员和门诊医疗团队的主管人员进行审核。

　　EARS 系统中发现异常情况主要通过突发事件检测、空间聚集检测、时间序列分析、风险评估、数据挖掘等方式。突发事件检测指从不同的数据源收集数据，如疾病监测数据、气象数据、交通数据等。这些数据通常包括时间、地理位置、数量等信息，再对预处理后的数据进行特征提取，选择合适的特征指标，通常采用的特征提取方法包括统计学方法、机器学习方法等。EARS 使用某地疾病监测数据，对地理位置信息的分析，发现数据中的空间聚集现象。在分析过程中，采用聚类分析、空间自相关分析等方法，对疫情数据进行聚类和空间相关性分析，发现某些区域的疫情数据比其他区域高，这些区域可能存在疾病传播的风险。EARS 使用季节性分解、平稳性检验、自相关函数和偏自相关函数等时间序列分析方法，帮助用户发现时间序列数据中的长期趋势、季节性变化、周期性变化和随机波动等特征。通过对数据中的因素进行综合分析，包括风险识别、风险分析、风险评估和风险控制，识别风险的大小和可能性。EARS 系统利用分类、聚类、关联规则挖掘等数据挖掘方法，发现数据中的模式和规律。

　　如何在早期及时发现和识别流感的暴发及流行已成为公共卫生领域的重中之重，传染病预警是预测方法在实践中的重要应用，CUSUM 法属于预警方法的一种，原理简单且易于实现。方法涉及的参数有 H 和 K，既往文献中 H 和 K 的取值范围多为 $2\delta \leqslant H \leqslant 5\delta$，$0 < K \leqslant 1.5$。根据 H 和 K 的取值不同，预警的灵敏度有所差异。因此，基于 CUSUM 法开发的 EARS 能够对流感样病例周数据的异常变化做出较为敏感的反应，将参数固定为 $H=2\delta$，$K=1$，在病例数上升的初期及时给出预警，并能提示流感发病高峰的来临，结合流感病原学监测结果，实现对流感暴发和流感高峰及时准确的预警。

　　EARS 中采用了三种短基线暴发探测方法（C_1、C_2、C_3），其预警灵敏度依次升高。

　　EARS-C_1 方法采用最近 7 天的数据作为基线，EARS-C_2 方法选取当前日之前 3～9 天的 7 天数据作为基线，EARS-C_3 方法累积当前日以及之前 2 天内的 C_2 值。将监测序列中的当前观察值记为 $Y(t)$，EARS-C_1，计算 $C_1(t)$：

$$C_1(t) = \frac{Y(t) - \overline{Y_1}(t)}{S_1(t)}$$

C_1 采用观察值之前 1～7 天的数据计算基线平均值和标准差，当 $C_1(t) > 3$，即观察值超过基线数据的平均值加上 3 倍的标准差时，EARS 发出预警信号。

　　C_2 的计算方法与 C_1 类似，不同之处在于采用观察值之前 3～9 天的数据计算基线平均值和标准差。EARS-C2 计算 $C_2(t)$：

$$C_2(t) = \frac{Y(t) - \overline{Y}_2(t)}{S_2(t)}$$

与 C_1 相同，当 $C_2(t) > 3$ 时，EARS 发出预警。

C_3 的计算依赖于第 t 天及之前 2 天的 $C_2(t)$ 值，计算公式如下：

$$C_3(t) = \sum_{i=1}^{t-2} \max[0, C_2(i) - 1]$$

当 $C_3(t) > 2$ 时，EARS 发出预警。

在 C_1、C_2、C_3 三种暴发探测方法中，前两种属于休哈特控制图法，C_3 法属于累积和控制法，原理是通过不断累加计算观察值与期望值的差值，逐渐放大数据出现的波动，从而更加快速、灵敏地探测到微小的异常情况。C_1、C_2 和 C_3 三种算法的预警阈值均依赖于单尾阳性累计和计算方法，利用此三种方法可对仅 1 周的近期历史资料进行分析预警。CDC 将 C_1 描述为"轻度敏感"，C_2 描述为"中度敏感"，C_3 描述为"超级敏感"。该方法较目前常用的移动平均模型、指数平滑时间序列预测方法、时间序列 ARIMA 模型等预测预警方法操作简便、运用灵活。

三、可视化

EARS 可视化呈现方式包括表格和图形。图形通常指线图，用来表示每个事件的日常计数和异常事件的计数，帮助卫生部门和公共卫生专业人员及时跟踪和监测疾病事件的发展趋势，响应疾病事件的变化。EARS 还可以生成一些基于地理信息系统技术的地图，显示疾病事件的地理范围与空间分布情况。这些可视化结果可以帮助用户更好地理解和解释数据分析结果，同时也可以用于疫情通报。

根据用户的指定，EARS 生成某一段时期的时间序列事件发生的标点图。标点基于 C_1–MILD、C_2–MEDIUM 和 C_3–ULTRA 方法的输出结果用红色记号标记，若点击红色记号，EARS 能向用户展示所标记的异常原始数据。EARS 程序的分析结果展示方式采用了基于 Web 的可视化方法，这种方法在公共卫生领域得到广泛应用。将分析结果输出为包含图表的 HTML 网站，该网站基于 Web 的文档格式，可以在任何支持 Web 浏览器的设备上进行浏览。因此，使用 EARS 系统分析结果时，只需要 Web 浏览器即可，不需要安装额外的软件，提升了系统使用的灵活性和便捷性。此外，EARS 系统支持不同的公共卫生部门，在不同的地点同时浏览分析结果，这种方式可以帮助卫生部门和公共卫生专业人员更好地协作和共享信息，采取相应的措施进行干预和控制。这种协作和共享的方式可以极大地提高应对疾病暴发事件的效率和准确性，从而保障公众健康和安全。

EARS MV 报告是 EARS 第四版里最新介绍的一个上报工具，用于监测和控制人群中的多个疾病或症状。MV 代表了"multiple variables"（多个变量）的缩写。与 EARS 系统类似，EARS MV 使用时间序列分析和累积和 CUSUM 统计方法来检测异常事件，并生成包括表格和图形在内的 HTML 输出，用于可视化分析结果。这些形式可以帮助用户更好地理解数据分析结果。它允许用户快速浏览一个页面上每个症候群所有的数据，用户还可以详细地检查数据表格以浏览图形、地图和与任何被标记的输出相关联的原始数据。

EARS MV 报告窗口有两个显示面板屏幕左边标记"MV Report Contents"的面板显示整体报告的目录，右边面板显示所选择的输出。表格输出显示在右边面板中，用户能够很方便地使用目录面板上的"Back"键以仔细查看先前的输出选项。

四、案例分析

（一）飓风后公共卫生监测

为应对卡特里娜飓风，2005 年 9 月 CDC 和路易斯安那州卫生署和医院（LDHH）实施了主动的公共卫生监测，用以监测在大新奥尔良地区仍在发挥作用的医院和其他急诊医疗机构的外伤和疾病数据。同时，卫生署和医院及公共卫生办公室（LAOPH）认识到在疏散中心进行传染病监测的必要性。从 2005 年 8 月开始，约有 50 000 人开始从路易斯安那州各地转移至各个疏散中心。并按日期对疏散中心进行监测。

最初传染病数据被输入一个数据库，并且通过将每日结果与 3 日移动平均值进行比较分析。从 2005 年 9 月 14 日开始，数据用 EARS 统计软件进行分析。系统对每个症候群类型的 CUSUM 评分进行计算，一个升高的 CUSUM 记分提示一个潜在的暴发，升高的 CUSUM 记分和疑似病例及确诊人群通过电话被调查，那些不能通过电话核实的患者提交给公共卫生办公室调查。2005 年 9 月 15 日～ 10 月 26 日，经过检查各个中心的监测表格，发现其中存在异常情况，随后进行了 86 个电话调查。其中，公共卫生办公室对 67 个（74%）异常情况做了进一步调查。EARS 症候群监测系统产生了 194 个需要电话调查的 CUSUM 评分，46 个（15%）被 LAOPH 随访，在实施 EARS 后提交给 LAOPH 的 56 个调查中，42 个（75%）都升高的 CUSUM 评分和监测表格的流行病学评估所证实，10 个（18%）仅仅被流行病学评估所证实，4 个（7%）仅仅被升高的 CUSUM 评分所证实。

为应对飓风造成的巨大灾难，从 2005 年 9 月开始在医院急诊科和急救机构也启动了一个主动监测系统。最初的实施纸质表格，但由于使用纸质表格需要耗费大量的人力和时间。自 2005 年 10 月 17 日，启用了基于急诊科的电子化症候群监测系统。新奥尔良地区 6 个参与此项目的急诊科同意每 24 小时向 LDHH 以电子化方式传输急诊科数据（如患者的人口学数据和主诉），然后 LDHH 应用 EARS 对这些数据进行分析。这个事例提示在重大灾难最初的反应阶段之后，若想坚持长期的外伤和传染病监测，基于急诊科的电子化症候群监测是一个更可持续的方法。

（二）流感监测预警的应用效果

流行性感冒（以下简称流感）是一种由流感病毒引起的传染病，极易引起世界范围的大流行。为了更精准敏捷地预防流感，采取及时有效的防控措施，北京市朝阳区疾病预防与控制中心黄立勇等，对 2015 年第 14 周（3 月 30 日）～ 2018 年第 13 周（4 月 1 日）北京市朝阳区 26 家流感监测哨点医院各科室报告的流感样病例（influenza-like illness，ILI）数据（其中三级医院 12 所，二级医院 11 所，一级医院 3 所）进行研究。根据哨点医院级别、哨点医院科室及是否开展流感病原学监测，将 ILI 监测医院分为 12 类，并根据 ILI 监测医院的分类中开展流感病原学监测医院的情况，选取对应的流感病原学监测医院来计算金标准信息的预警信号。该研究结合 EARS 模型开展预警，将预警数据与金标准进行对比。根据 ERAS 方法与金标准预警方法的预警结果，计算阳性预测值、灵敏度、特异度、约登指数、Kappa 值和及时性评价预警效果。根据 ILI 监测医院的分类，在及时性中，平均预警时间的中位数为提前 0.68 周，大多数 ILI 监测医院分类条件下，EARS 均能及时预警。与其他 ILI 监测医院比较，利用北京朝阳医院发热门诊和中日友好医院发热数据进行 EARS 预警，及时性可以提前 0.8 周，灵敏度、约登指数、Kappa 值均为最高。

在此之前，杨鹏等对 2007—2008 年北京市 153 家医院开展流感样病例监测，6 家网络实验室开展了流感病原学监测。结果显示，2007 年 9 月～ 2008 年 4 月，153 家医院的平均流感样病例百分比为 2.38%。在 14 家医院采集流感样病例咽拭子 2057 份，分离流感病毒 611 株，以乙型流感病毒 Yamagata 系为主。以流感病原学监测结果作为流感高峰来临的金标准，利用 CDC 开发的 ERAS，对流感样病例监测数据进行分析，实现了 ERAS 的预警效果，其分析结果显示该模型对北京市流感预警及时性效果较好。

通过 ERAS 在流感预警中的实践研究，表明 ERAS 可以将早期异常波动值进行累积，能够快速、灵敏地监测到微小的异常情况，达到早期预警的效果。

参考文献

卜晓琳，康晓平，王颖，等，2016. 探讨 EARS-C3 法在天津市滨海新区流感暴发探测中的应用. 口岸卫生控制，21（02）：46-49.

陈勇辉，王云辉，王伟，等，2020. 学校因病缺课监测对传染病防控的预警效果. 中国学校卫生，41(3)：465-467.

陈立雪，王媛媛，郝永秀，等，2022. 医疗大数据交互平台数据规范化质控管理方案探讨. 医院管理论坛，39(5)：92-95.

陈大方，刘徽，2020. 医学大数据挖掘方法与应用. 北京：北京大学医学出版社.

陈峰，2018. 医用多元统计分析方法. 北京：中国统计出版社.

丁凤一，刘婷，陈静，2017. 医疗健康大数据研究进展剖析. 信息资源管理学报，7(4):5-16.

邓鹏，陈芋文，李雨捷，等，2022. 利用支持向量机预测重症监护室患者死亡风险的研究. 陆军军医大学学报，44(17)：1764-1769.

董育宁，刘天亮，戴修斌，等，2020. 医学图像处理理论与应用. 南京：东南大学出版社.

郭秀花，2022. 健康医疗大数据建模方法与应用. 北京：人民卫生出版社.

霍英，李小帆，丘志敏，等，2023. 基于大数据的网络数据采集研究与实践. 软件工程，26(4)：28-32.

华琳，李林，2016. 医学数据挖掘案例与实践. 北京：清华大学出版社.

黄婧，赵秋玲，徐康，等. 2020. 基于网络数据的新型冠状病毒肺炎流行特征分析. 中华疾病控制杂志，24(11)：1338-1342.

姜维，2018. 文本分析于文本挖掘. 北京：科学出版社.

金小桃，2018. 健康医疗大数据. 北京：人民卫生出版社.

赖圣杰，冯录召，冷志伟，等，2021. 传染病暴发早期预警模型和预警系统概述与展望. 中华流行病学杂志，42(8)：1330-1335.

卢朝霞，2017. 健康医疗大数据：理论与实践. 北京：电子工业出版社.

吕晓玲，宋捷，2016. 大数据挖掘与统计机器学习（大数据分析统计应用丛书）. 北京：中国人民大学出版社.

牟冬梅，王萍，赵丹宁，2018. 高维电子病历的数据降维策略与实证研究. 数据分析与知识发现，2(1)：88-98.

倪茹玉，胡婉，张恒川，等，2023. ARIMA乘积季节模型与LSTM神经网络模型对我国麻疹发病数预测效果的比较. 现代预防医学，50(1)：177-182.

秦康，张业武，张鹏，等，2019. 中国大陆三种流感监测数据的时效性比较. 中华疾病控制杂志，23（4）：387-391.

王艺，任淑霞，2017. 医疗大数据可视化研究综述. 计算机科学与探索，11(5)：681-699.

王臻，李傅冬，刘碧瑶，等，2016. 基于贝叶斯定理的常见呼吸道传染病分类判别模型研究. 预防医学，28(9)：870-873.

王美玲，朱继庆，李莹，2023. 基于卷积神经网络的喉镜图像解剖部位自动识别的研究. 临床耳鼻咽喉头颈外科杂志，37(1)：6-12.

王树坤，赵世文，伏晓庆，等，2021. 传染病暴发或流行的探测、监测和预警. 中华流行病学杂志，42 (5)：941-947.

许杰，周瑜，夏星球，等，2022. 重症医学专科大数据平台的建设及应用. 中华急诊医学杂志，31(1)：129-132.

徐凌霄，刘俊，韩春霞，等，2022. 基于机器学习的重症股骨颈骨折患者死亡风险预测模型构建和验证. 同济大学学报(医学版)，43(6)：812-818.

赵京胜，宋梦雪，高祥，2019. 自然语言处理发展及应用综述. 信息技术与信息化，(07)：142-145.

周宇，曹英楠，王永超，2021. 面向大数据的数据处理与分析算法综述. 南京航空航天大学学报，53(5)：664-676.

张洪龙，曾令佳，赖圣杰，等，2018. 2016年国家传染病自动预警信息系统运行情况分析. 疾病监测，33(2)：159-167.

张晨曦，金春林，王晓雯，等，2020. 欧洲传染病预防与控制中心监测系统分析与启示. 中国卫生质量管理，27(4):123-126.

Abudiyab N A, Alanazi A T,2022, Visualization techniques in healthcare applications: a narrative review. Cureus, 14(11):e31355.

Attia Z I, Kapa S, Lopez-Jimenez F,et al, 2019. Screening for cardiac contractile dysfunction using an artificial intelligence–enabled electrocardiogram. Nat Med，25(1)：70-74.

Beauté J, Ciancio B C, Panagiotopoulos T, 2020. Infectious disease surveillance system descriptors: proposal for a comprehensive set. Euro Surveill,25（27）：1900708.

Benke K, Benke G, 2018. Artificial intelligence and big data in public health. In J Environ Res Public Health, 15(12)：2796.

Bershteyn A, Kim H-Y, Braithwaite R S, et al, 2022. Real-time infectious disease modeling to inform emergency public health decision making. Annu Rev Public Health, 43：397-418.

Burkom H, Loschen W, Wojcik R, et al,2021. Electronic surveillance system for the early notification of community-based epidemics(ESSENCE): overview, components, and public health applications. JMIR Public Health Surveill, 7(6)：e26303.

Beauté J,2017. The European Legionnaires' Disease Surveillance Network. Legionnaires' disease in Europe, 2011 to 2015. Euro Surveill, 22(27)：30566.

Fu Z O，Bao C J，Li Z J，et al, 2020.Progress of research regarding the influenza early warning system，based on "Big Data". Zhonghua Liu Xing Bing Xue Za Zhi，41(6)：975-980.

Graw S, Chappell K, Washam C L, et al, 2021.Multi-omics data integration considerations and study design for biological systems and disease. Mol Omics, 17(2)：170-185.

Guerrisi C, Turbelin C, Blanchon T, et al，2016. Participatory syndromic surveillance of influenza in Europe. J Infect Dis, 214(4)：S386-S392.

Helgheim B I, Maia R, Ferreira J C, et al, 2019. Merging data diversity of clinical medical records to improve effectiveness. Int J Environ Res Public Health, 16(5)：769.

Hossain S I, de Goër de Herve J, Hassan M S, et al,2022.Exploring convolutional neural networks with transfer learning for diagnosing lyme disease from skin lesion images. Comput Methods Programs Biomed, 215：106624.

Javaid A, Shahab O, Adorno W, et al,2022.Machine learning predictive outcomes modeling in inflammatory bowel diseases. Inflamm Bowel Dis, 28(6)：819-829.

de Jong B, Hallström L P，2021. European surveillance of legionnaires' disease. Curr Issues Mol Biol, 42：81-96.

Kim Y, Lee J H, Choi S, et al，2020.Validation of deep learning natural language processing algorithm for keyword extraction from pathology reports in electronic health records. Sci Rep，10(1)：3063.

Koppeschaar C E, Colizza V, Guerrisi C, et al，2017. Influenzanet: Citizens Among 10 Countries Collaborating to Monitor Influenza in Europe. JMIR Public Health Surveill, 3(3)：e66.

Razzak M I，Imran M，Xu G, 2019. Big data analytics for preventive medicine. Neural comput Appl, 32(9)：4417-4451.

Li J, Lai S, Gao G F, et al, 2021. The emergence, genomic diversity and global spread of SARS-CoV-2. Nature, 600(7889)：408-418.

Liu K, Ai S, Song S, et al, 2021. Population movement, City closure in Wuhan, and geographical expansion of the COVID-19 infection in China in January 2020. Clin Infect Dis,71(16)：2045-2051.

Li Z-Q, Pan H-Q, Liu Q, et al, 2020. Comparing the performance of time series models with or without meteorological factors in predicting incident pulmonary tuberculosis in eastern China. Infect Dis Poverty, 9(1)：151.

Lakhani A, 2020. Which melbourne metropolitan areas are vulnerable to COVID-19 based on age, disability, and access to health services? using spatial analysis to identify service gaps and inform delivery. J Pain Symptom Manage, 60(1)：e41-e44.

Larriba Y, Rueda C, Fernández M A, et al, 2019. Microarray data normalization and robust detection of rhythmic features. Methods Mol Bio，1986：207-225.

Mahalakshmi K,Pham T-M,Wang K, et al, 2022.Predicting the risk factors associated with severe oiutcomes among COVID-19 patients–decision tree modeling approach. Front Public Health, 10：838514.

Meng D, Xu J, Zhao J, 2021.Analysis and prediction of hand,foot and mouth disease incidence in China using Random Forest and XGBoost. PLoS One, 16(12)：0261629.

Meng P, Huang J, Kong D,2022. Prediction of incidence trend of influenza-like illness in Wuhan based on ARIMA model. Comput Math Methods Med, 2022：6322350.

Muñoz-Organero M, Queipo-Álvarez P, 2022. Deep spatiotemporal Model for COVID-19 forecasting. Sensors (Basel), 22(9)：3519.

Parikh N, Daughton A R, Rosenberger W E, et al, 2021.Improving detection of disease re-emergence using a web-based tool (RED Alert): design and case analysis study. JMIR Public Health Surveill, 7(1)：24132.

Valls J, Tobias A, Satorra P, et al, 2020. COVID19-tracker: a shiny app to analise data on

SARS-CoV-2 epidemic in Spain. Gac Sanit, 35(1)：99-101.

Wu W,-T Li Y-J, Feng A-Z, et al, 2021. Data mining in clinical big data: the frequently used databases, steps, and methodological models. Mil Med Res, 8(1)：44.

Wang MY, Lee C, Wang W,2022. Early warning of infectious diseases in hospitals based on multi-self-regression deep neural network. J Healthc Eng, 2022：8990907.

Xiao W, Jing L J, Xu Y X, et al, 2021. Different data mining approaches based medical text data. J Healthc Eng, 2021：1285167.